口扫与面扫、调𬌗与上𬌗架的实操规范

主 编　谢　璐　岳　源　李丹雪

总主编　于海洋

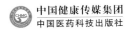

U0232838

中国健康传媒集团

中国医药科技出版社

图书在版编目（CIP）数据

口扫与面扫、调𬌗与上𬌗架的实操规范 / 谢璐，岳源，李丹雪主编 . — 北京：中国医药科技出版社，2024.1
（图解口腔美学种植修复临床规范）
ISBN 978-7-5214-4432-2

Ⅰ . ①口… Ⅱ . ①谢… ②岳… ③李… Ⅲ . ①口腔外科手术—技术操作规程 Ⅳ . ① R782.05-65

中国国家版本馆 CIP 数据核字（2024）第 004564 号

美术编辑 陈君杞
版式设计 也 在

出版 **中国健康传媒集团** | 中国医药科技出版社
地址 北京市海淀区文慧园北路甲 22 号
邮编 100082
电话 发行：010-62227427 邮购：010-62236938
网址 www.cmstp.com
规格 787 × 1092 mm $\frac{1}{32}$
印张 4 $\frac{1}{2}$
字数 87 千字
版次 2024 年 1 月第 1 版
印次 2024 年 1 月第 1 次印刷
印刷 三河市万龙印装有限公司
经销 全国各地新华书店
书号 ISBN 978-7-5214-4432-2
定价 49.00 元

获取新书信息、投稿、为图书纠错，请扫码联系我们。

内容提要

本书是《图解口腔美学种植修复临床规范》之一。主要介绍了三部分内容，第一部分为数字化口内扫描及数字化面部扫描的含义、临床实操流程及注意事项；第二部分为前牙修复体的调𬌗目标和调𬌗的临床操作等；第三部分为𬌗架的作用、分类和实操等内容。本书通过文字与图片相结合的方式，使临床医师和技师能更好地掌握数字化口内与面部扫描技术、前牙修复体的调𬌗以及上𬌗架的流程。本书编者权威、专业实用、携带方便，主要供全国各级医疗机构口腔医师、修复工艺技师、口腔护士，以及口腔专业研究生、进修生参考使用。

丛书编委会

总 主 编 于海洋

编 委（以姓氏笔画为序）

王　剑　　朱卓立　　孙蔓琳　　李丹雪

杨　扬　　张雅蓉　　范林莉　　罗　天

岳　源　　赵雨薇　　郝　亮　　高　静

高姗姗　　董　博　　谢　璐　　楼雨欣

解晨阳　　谭　震　　熊　芳

本书编委会

主　　编　谢　璐　　　岳　源　　　李丹雪

副 主 编　孙蔓琳　　　楼雨欣

编　　者　（以姓氏笔画为序）

王　琼　　　田　也　　　刘　杰

刘欣然　　　孙蔓琳　　　李丹雪

李嘉鑫　　　何柳青　　　汪跃峰

张　巍　　　岳　源　　　郝　亮

秦　妍　　　章映荷　　　谢　璐

楼雨欣　　　詹维晟　　　解晨阳

序

随着社会的进步和生活水平的持续提高，广大人民群众对美观和舒适度高的口腔美学种植修复的需求也不断提高。为了更好地服务人民的口腔健康，我们组织编写《图解口腔美学种植修复临床规范》口袋书，旨在帮助规范和提高基层口腔工作者的服务能力和水平。

作为口腔医学的热门领域，口腔美学种植修复新技术飞速发展。这也给医务工作者的临床工作提出了更高的要求。提高口腔医生整体素质，规范各级医疗机构医务人员执业行为已经成为业界和社会关注的热点。《图解口腔美学种植修复临床规范》口袋书的编写与出版旨在对口腔医生、修复工艺技师、口腔护士的医疗行为、制作设计、护理技术提出具体要求，在现有专业共识性认知的基础上，使日常口腔美学种植修复流程做到科学化、规范化、标准化。

本丛书为小分册、小部头，方便携带，易于查询；内容丰富，基本涵盖了口腔美学种植修复中的临床基本治疗规范及临床新技术，从各辅助工具如口腔放大镜、显微镜、口扫面扫、𬌗架及各类种植修复常见设备，到各类临床技术如美学修复预告、比色、虚拟种植、骨增量技术，再到常见的瓷美学修复如瓷贴面、瓷嵌体、瓷全冠的临床修复技术。

本丛书主要由近年来崭露头角的中青年临床业务骨干完成，他们传承了严谨认真、追求卓越的精神，从临床实践出发，聚焦基层临床适宜技术的推广，以科学性、可及性、指导性为主旨，来规范口腔美学种植修复的主要诊疗工作，方便全国各级医疗机构的口腔医务人员在临床实践中参考应用。

因学识所限，本丛书难免存在疏漏之处，真诚希望广大读者提出宝贵意见和建议，以便今后进一步修订完善。

最后感谢国家口腔医学中心、四川大学华西口腔修复国家临床重点专科师生对本套丛书的大力支持！

于海洋

2023 年 1 月

前　言

随着数字化口内扫描技术的发展，口内扫描精度得到了极大的提升，在一些临床场景中，口内扫描甚至可以替代传统的印模技术。因此，数字化口内扫描设备开始高频率地出现在诊间椅旁中，俨然已成为医生和技师的"新宠"。然而，临床操作中的实际问题与困境也接踵而来：一些医疗机构有仪器，但相关人员却不熟悉操作或操作不规范，导致数字化信息的采集效率和准确率低，极大地影响了使用感受。对于尚未有机会使用数字化口内扫描仪器但希望有渠道了解的医生或技师来说，各品牌仪器的说明书并不是最好的参考资料，因为它们往往侧重于指导硬件安装，较少提及临床操作的注意事项，而后者恰恰是要通过临床实操才可获得的经验。针对以上困境，本书第一部分旨在将看似高端的数字化口内扫描"平民化"，让医生和技师感受到，数字化并不是遥不可及的技术，而是在我们身边人人都可以使用的方法。

前牙修复体制作完成并在𬌗架上调整后，再戴入口内，需要进一步检查动静态咬合关系。这是因为𬌗架和人下颌的运动模式存在差异，即使上𬌗架的全流程完全没有误差，口内调𬌗也是在戴牙后可能需要进行的一步操作。在调𬌗之前，需要明确前牙修复的功能目标，再以此为指导，选择合适的工具，遵循规范的流程，一步一步地做好不同临床场景中前牙修复体的调𬌗工作。

另外，在前牙区的修复中，修复体的引导是重中之重。因此，在设计制作前，应首先将下颌运动模式尽可能准确地转移至口外。医生和技师都应该熟练掌握面弓转移和上𬌗架的操作及其原理。一般而言，面弓转移由医生完成，而上𬌗架由技师完成。二者密切配合，是制作咬合良好的修复体的重要基础。

本书聚焦于前牙区固定修复，用丰富的图片详解数字化口内扫描、数字化面部扫描、面弓转移、调𬌗技术以及上𬌗架的实操流程，旨在建立真正对临床有益的技术规范，以期对医生和技师的工作提供指导。

鉴于编写时间和编者水平所限，本书难免存在不足或疏漏之处，敬请广大读者批评指正，以便进一步修订完善。

编　者

2023 年 10 月

目 录

第一部分 数字化口内与面部扫描临床实操规范

第一章 概述

第二章 数字化口内扫描的临床流程

第三章　数字化面部扫描的临床流程

第二部分　前牙修复体的调𬌗

第一章　前牙修复体的调𬌗目标

第二章　调𬌗的临床操作

第三章　单颗前牙修复体的调𬌗

第三部分　上𬌗架的临床实操规范

第一章　𬌗架的作用及分类

第二章　面弓转移上颌牙列与铰链轴的位置关系

第三章　下颌牙列的空间位置转移

第一部分

数字化口内与面部扫描临床实操规范

第一章

概述

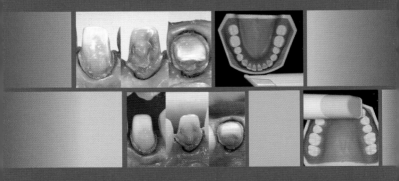

第一节　数字化口内扫描的定义与发展

数字化口内扫描的广义定义包括直接数字化口内扫描和间接数字化口内扫描。直接数字化口内扫描是指使用特定的设备在患者口内对口内软硬组织进行光学扫描，并将口内信息转化为数字化信息的技术。间接数字化口内扫描是指对患者的模型进行扫描的技术，以将实体模型转变为数字化信息，从而进行数字化修复体设计。本书中主要介绍直接口内扫描。数字化口内扫描是在当今数字化领域飞速进步的趋势下，对传统的使用取模材料进行取模的发展和优化。目前国内外均有数字化口内扫描软件系统，均具备较高的扫描精度和效率。

第二节　数字化面部扫描的定义与发展

数字化面部扫描是指通过特定的设备获取、预处理并重建患者面部三维数字化信息的技术，以呈现修复前后的牙列或修复体与患者唇部和面部软组织的关系。可用于修复前患者基线情况收集、辅助个性化修复体设计和修复前美学预告等。虽然临床医师可以通过面部二维照片观察患者的面部解剖特征，包括瞳孔连线、鼻尖点、颏点、口角连线等，并进行传统的二维数字化微笑设计（DSD），但二维的 DSD 只能显示修复前后的正面观效果，难以展现患者面部前后方向的深度信息，例如患者的侧面观、牙列的覆盖关系和唇部的突度等；而且照片中软硬组织的形态易受拍照角度的影响，从而降低真实性。因此，数字化面部扫描的发展使医师可以根据面部扫描后的三维数字化信息进行更全面的美学评估，并且数字化蜡型可以通过各转换技术拟合到面部扫描数据中，从而体现修复后的三维效果，促进医患沟通。而目前，CT 数据和面扫数据的拟合、面扫配准点和口扫数据的拟合等数据处理步骤间均可能存在误差。

现阶段应用较多的面部扫描仪器一般体积较大，应用可能受到限制。而目前已有相关学者研发面部扫描的手机软件或桌面式面部扫描仪，以减小仪器的体积，旨在简化面部扫描的操作流程，提高普及率。

第三节　数字化口内扫描与传统口腔印模的对比

数字化口内扫描和传统口腔印模的原理和方法不同，在前期成本、扫描前准备、扫描时患者感受和扫描后数据处理等方面也有不同（表 1-1-1）。

传统印模需要先根据患者的牙列大小选择合适的托盘，将印模材料放置于托盘后，在患者口内就位托盘，待印模材料凝固后，从口中取出，获取患者口腔软硬组织的阴模，并及时灌注石膏，待石膏凝固后，将石膏模型和阴模分离，获得患者口内软硬组织的阳模。在患者舒适度方面，口内流动的印模材料可能引起患者的不适感，尤其是取上颌印模时，患者易因咽反射产生恶心、干呕等反应。在操作敏感性方面，传统口腔印模有一定的操作要求，以排除唇舌等软组织对目标结构的阻挡。在模型准确性方面，若没有充分去除基牙表面的气泡，则印模可能不完整。在模型精确性方面，将托盘连同印模从患者口内取出时，印模材料会产生弹性形变；取模后印模材料不可避免地收缩和石膏的膨胀都可能降低传统印模的精度。灌注石膏时，有可能因气泡导致阳模缺失了必要的解剖信息；将石膏模型和印模材料分离时，可能导致薄弱的部位断裂，如下前牙等抗力型较差的结构。

口内扫描无需选择托盘，无需印模材料，直接将扫描头置于相应部位即可，减少了患者的不适感；无需借助印模材料和石膏，增加了模型的准确性。扫描结束后，可即刻检查模型质量，对于扫描不完整的部位，可及时进行补充扫描；而传统印模取模后若发现有不完善的部位，需重新进行取模的所有步骤，费时费力。

在一些临床情况下，传统印模优于数字化印模。数字化印模由于涉及光学原理，因此要求预备体边缘清晰且高度可视化，需要极佳的排龈效果，并保证印模区的干燥。当临床上无法满足完全可视和干燥时，如较深的龈下边缘，应采用传统印模。另外，在活动义齿修复中，通过软组织与印模材料接触，进行肌功能整塑，从而将软组织的状态转移至印模上；但目前光学印模难以用于活动修复中。

对于一些天然牙因牙周炎导致牙槽骨吸收的患者，这些天然牙存在更大的倒凹，在传统取模时，要格外注意检查牙齿松动度和倒凹分布情况，并决定是否填倒凹，以减小对松动牙的损伤。而数字化口内扫描更为微创，对松动牙的损伤小于传统印模，因此更加安全。

成本和占用的实体空间方面，传统印模石膏模型的储存需要一定的实体空间，从诊室运输至加工厂也需花费一定的人力和时间，结合目前的CAD/CAM修复体制作技术，在加工厂中传统的石膏模型需经过仓扫转化为虚拟的光学模型，在相关软件中进行修复体的设计；而口内扫描的光学印模储存在电子设备或云端中，可迅速通过网络传输，无需通过仓扫转换实体模型，节约了人力和时间成本。而在耗材成本方面，传统印模费用较低，数字化口内扫描前期所需的软件硬件成本较高。

表 1-1-1 数字化口内扫描和传统印模对比

对比项目	数字化口内扫描	传统印模
材料和工具	数字化口内扫描仪	托盘、印模材料、石膏
初始及耗材成本	较高	较低
目标部位是否需干燥	是	是
牙体预备后是否需要排龈	是	是
扫描部位是否需高度可视化	是	否
技术敏感性	较低	较高
精确度	较高	较低
完善印模质量便捷性	较方便	费时费力
倒凹对余留松动牙的影响	小	大
患者舒适度	较高	较低
较深的预备体边缘	不适用	适用
活动义齿修复	不适用	适用
信息传输时长	短	长
信息储存实体空间	小	大

第二章

数字化口内扫描的
临床流程

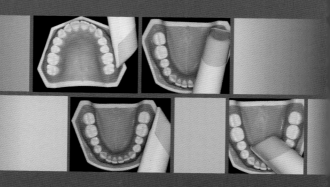

第一节　临床常见的数字化口内扫描仪器

一般数字化口内扫描仪器的部件包括电脑及软件、扫描手柄、扫描头、保护头、校准器以及各部件的连接线。不同品牌的连接方式略有差异，建议根据说明书操作。在不使用时，扫描手柄连接着保护头，以保护内部机械；待使用时，换成消毒后的扫描头进行扫描。扫描系统的形态和颜色准确性需定期使用配套的校准器进行校准。

第二节　数字化口内扫描前医生与患者的准备工作

在数字化口内扫描前，应提前准备好相关软件及硬件，软件准备包括打开相应品牌的口内扫描软件，并新建工作表单，然后根据不同患者的口内情况，进行软件功能的选择。例如，有的口扫系统针对金属修复体的扫描设计了特殊的扫描模式，可提高对金属的扫描成功率。硬件方面，应提前准备好消毒后的口内扫描头以供使用。同时，对不同的修复方式，所需准备还略有不同。对于扫描天然牙预备体的情况，应完善牙体预备和排龈；对于种植修复患者，应提前准备好规格匹配的扫描杆；若计划扫描患者前牙区种植穿龈轮廓，应提前判断该患者穿龈轮廓是否适合直接扫描，若穿龈过深，超过 4mm，建议间接法获取穿龈轮廓，即体外复制临时修复体的穿龈形态，再制作树脂的个性化取模柱，否则数字化口内扫描的光学精度难以支持穿龈轮廓的成功获取。

准备扫描前，应告知患者即将进行的操作。目前口内扫描仪器的体积仍然偏大，部分患者可能感到不适，例如在进行下颌舌侧扫描时，扫描头可能需较长时间接触舌根部，可能引起患者咽反射；或扫描时，扫描头可能压迫患者牙龈，导致患者疼痛，应告知患者有不适及时举手反馈。

患者口内唾液及血液应清理干净，以免影响扫描准确性。同时准备好吸唾管和棉球，以备及时在扫描时去除和擦拭唾液。还需戴好手套或准备好口镜，用以扫描中使用口镜或直接用手指牵开口角。

第三节 数字化口内扫描对于牙体预备和排龈的具体要求

为了数字化口内扫描后能获得良好的扫描质量，在传统固定修复中，应检查牙体预备和排龈是否完善（图1-2-1）。预备体应修整至点、线、角圆钝，因为锐利的边缘可能会造成扫描数据失真或丢失，导致扫描后的准确性下降。另外，在传统印模中至关重要的排龈工作，同样需要在口扫前完成，主要目的是扫描时获得清晰的边缘位置和形态。一般而言，排龈分为单线排龈法和双线排龈法，可根据患者牙龈情况和排龈效果进行选择。双线排龈法将排入两根排龈线，但取模前抽出冠方的排龈线而保留根方的排龈线。先使用较细的排龈线进行排龈，获得龈沟深度，接着排入第二根较粗的排龈线，以获得龈沟宽度，此时较粗的排龈线的最宽直径尽量位于

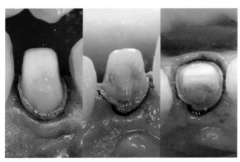

（a）预备体口内照

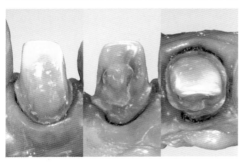

（b）预备体数字化扫描数据

图 1-2-1　数字化口内扫描对于牙体预备和排龈的具体要求

预备体边缘，以更有效撑开贴在牙面的游离龈，同时注意留出一段排龈线位于龈沟外，以便于抽出。扫描前用棉球干燥预备体和排龈线，在扫描预备体前抽出第二根排龈线，然后快速扫描，以免龈沟液再次影响边缘。部分患者使用单线法即可较好暴露预备体边缘，这种情况下可使用单线法。

口内扫描可在扫描后对不满意的区域选择性删除，然后仅再次获取该区域的数据，其他区域的数据不会受到干扰。因此在扫描预备体时，可选择先扫描全牙列，然后将基牙区域局部选定删除，之后干燥预备体并取出排龈线进行扫描。有多颗基牙时，也可分次清除不同部位的基牙数据并再次扫描。

第四节　常用数字化口内扫描仪器的临床操作流程与口内扫描顺序

大部分数字化口内扫描系统默认医师先扫描上颌，再扫描下颌，然后进行咬合关系的扫描。医师也可以进行顺序的个性化调整。因此在扫描前，应核查口内扫描系统此时对应的扫描状态，以便其更好地拟合牙列。在扫描上颌或下颌牙列的过程中，可以暂停，检查扫描数据的完整性，再次开始时，尽量位于暂停时的位置附近开始扫描，而不要跳跃扫描。扫描时旋转口扫头应平滑过渡，以提高软件识别成功率。

建议扫描时同时关注口内和扫描界面的情况，一次扫描可采取的照片容量有限，对于已扫描完成的部位，应及时转移至下一个未扫描的区域，以免占用太多容量，导致最后仍有未扫描的部位但已无法进一步扫描。

在进行上颌扫描时，建议从一侧后牙𬌗面开始扫描，到前牙区时呈 Z 形扫描舌侧、切端和唇侧，然后扫描另一侧后牙𬌗面，之后，嘱患者嘴稍张大，扫描头绕到牙列腭侧进行扫描，从一侧后牙腭侧扫描至另一侧后牙腭侧，接着扫描上颌牙列唇颊侧，从一侧后牙唇颊侧扫描至另一侧，此时注意牵开患者唇颊软组织，同时注意手指或口镜及时避开扫描头，以免增加无用的数据量。下颌的扫描和上颌类似。扫描咬合时，嘱患者后牙咬住，扫描头推开颊侧软组织扫描咬合关系。具体扫描顺序如图 1-2-2。

对上颌、下颌或咬合关系扫描完成后，应在每一步结束后检查模型是否完整，包括预备体肩台、预备体近远中轴面、邻牙近远中面等扫描难度较大的部位。有不完整的部位可以直接补扫，或选择性删除后补扫。确定完成后保存，然后至下一步。

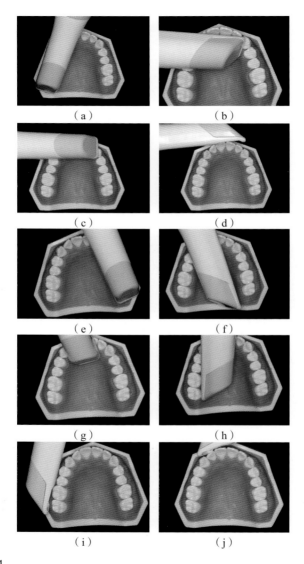

（a）

（b）

（c）

（d）

（e）

（f）

（g）

（h）

（i）

（j）

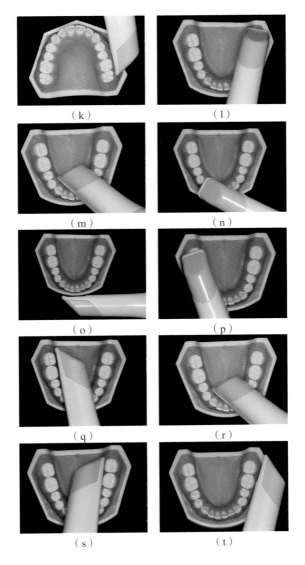

（k）　　　　　　　　（l）

（m）　　　　　　　　（n）

（o）　　　　　　　　（p）

（q）　　　　　　　　（r）

（s）　　　　　　　　（t）

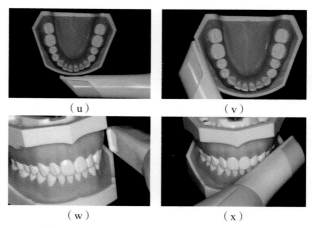

|（u）| |（v）|

|（w）| |（x）|

图 1-2-2　数字化口内扫描仪器的口内扫描顺序

（a）扫描患者上颌一侧后牙𬌗面；（b~d）Z形扫描患者上颌切牙舌侧、切端和唇侧；（e）扫描患者上颌另一侧后牙𬌗面；（f~h）扫描患者上颌牙列腭侧；（i~k）扫描患者上颌牙列唇侧；（l）扫描患者下颌一侧后牙𬌗面；（m~o）Z形扫描患者下颌切牙舌侧、切端和唇侧；（p）扫描患者下颌另一侧后牙𬌗面；（q~s）扫描患者下颌牙列舌侧；（t~v）扫描患者下颌牙列唇侧；（w~x）扫描记录患者咬合

第五节　扫描结束后对扫描完整性的检查

　　数字化口内扫描时，一般分为上颌、下颌和咬合扫描，每一部分扫描结束后，都应当检查扫描完整性。邻间隙及后牙远中面常难以一次扫描即获取完整，基牙预备体的轴面和肩台、邻牙邻面和对颌牙咬合面等对修复

体制作紧密相关的牙体结构也应注意是否扫描完整，是否有重要结构受到手套、口镜、唾液或血液的影响而不准确。另外，注意检查基牙预备体边缘是否清晰，是否容易与邻牙区分。还应检查是否有多余的扫描信息，例如牵拉口角时被扫描到的手套或口镜，或多余的唇颊舌组织信息，可使用清除功能选定特定区域清除多余信息，以减少软件的运算负荷及咬合拟合的准确性。

　　扫描完成后，一般系统配有后处理功能，可对扫描后的数据进行优化，如去除多余的软组织信息，或对扫描不全的方位通过算法计算补充完整。

第三章

数字化面部扫描的
临床流程

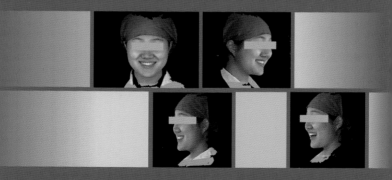

临床常见的数字化面部扫描仪器

面部扫描仪器通常包括不同方位和角度的多个摄像装置，以及校准面板或校准器，或是定位装置。校准和定位的目的是为了确定患者合适的三维位置，使各个摄像装置可以在特定角度较完整地捕捉到所需的解剖位置。不同品牌的校准和定位方式略有不同。有的面部扫描系统在扫描前需通过调节校准板的位置，使之在各个角度的摄像头影像中处于较合适的位置，以此确定患者合适的三维位置范围；或在面部扫描系统安装时确定好位置，在地面进行标记，之后根据该标记进行患者位置的调节。

第二节 **数字化面部扫描前医生与患者的准备工作**

数字化面部扫描前，医师先根据不同品牌的说明书，打开面部扫描仪器相关软件，然后对面部扫描仪器进行校准。

对于留有长发的患者，建议为患者戴上医用手术帽整理头发，以露出双耳。扫描前培训患者做分析所需要的面部动作，例如面部放松并使下颌至牙尖交错牙位、息止𬌗位或微笑、大笑等表情，如有需要也可进行语音分析训练。此外，还需嘱咐患者，扫描过程中，身体和头部尽量保持稳定，不要移动，尽量仅改变面部动作，否则可能影响面部扫描数据的真实性。

另外，根据整合数据的需要，若选择使用转移𬌗叉整合牙列数据和面扫数据，则应提前准备好转移𬌗叉以及所需要的获取咬合记录的材料，如咬合记录用硅橡胶。

第三节　数字化面部扫描的临床操作流程

准备好面部扫描相关软硬件并引导患者位于合适的位置后，开始面部扫描。嘱患者正视前方，并在一旁根据需要引导患者做出相应的面部动作，如微笑、大笑或语音分析的发音动作。若需要通过转移𬌗叉进行面部软组织信息和牙列信息的整合，则还需将转移𬌗叉和咬合记录材料固定于患者口内，进行二次面扫。扫描完成后，检查面部重建完整性，包括重建后的面部信息是否真实，是否包括了重要的颌面部软组织结构，如双眼、鼻部、双耳、颧部软组织和颏部等。

第二部分

前牙修复体的调𬌗目标

第一章
前牙修复体的调殆目标

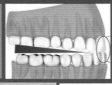
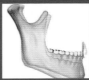

牙尖交错𬌗是指上下颌牙尖窝交错从而达到最紧密、最广泛的咬合接触。上下颌前牙常为单根牙，其主要功能在于下颌前伸与侧方运动时引导下颌运动。位于牙尖交错𬌗时，前牙受力类型主要为侧向力，此时不宜承受过大咬合力，故其咬合接触为轻接触（图 2-1-1）。

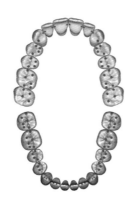

图 2-1-1　牙尖交错𬌗时上下颌前牙轻接触（用咬合纸检查）

（1）切牙关系：位于正常牙尖交错𬌗关系时，下颌切牙切缘及唇侧一小部分会与上颌切牙舌面和切嵴轻接触或者几乎不接触，这一小部分切径小于 1mm 的连续带，称为下颌切牙的功能性外斜面。下颌在做前伸运动时，下颌切牙的功能性外斜面与上颌切牙的引导斜面相接触（图 2-1-2）。牙尖交错𬌗时，上切牙的咬合接触点理想状态应位于近远中边缘嵴（图 2-1-3）。

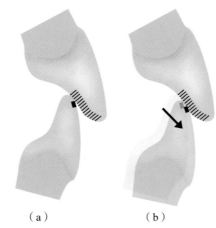

（a）　　　　　　（b）

图 2-1-2　牙尖交错𬌗时上下颌切牙关系

功能性外斜面　　　引导斜面

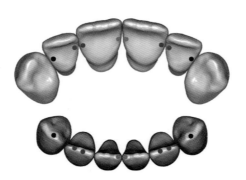

图 2-1-3　理想状态下牙尖交错𬌗时上下颌切牙
接触点位置

24

（2）尖牙关系：正常牙尖交错殆时，上颌尖牙牙尖近中舌斜面与下颌尖牙牙尖顶及牙尖远中唇斜面相接触，远中舌斜面与下颌第一前磨牙颊尖近中斜面相接触。另外，下颌尖牙也有两个接触点，除上述一点外，还有一点为下颌尖牙近中唇斜面与上颌侧切牙的远中边缘嵴相接触（图 2-1-4、图 2-1-5）。

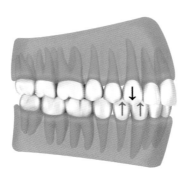

图 2-1-4　牙尖交错殆时上下颌尖牙关系

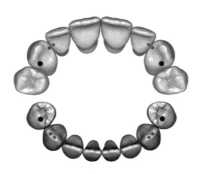

图 2-1-5　牙尖交错殆时上下颌尖牙接触点位置

第二节　前牙在下颌运动中的引导作用

在下颌发生前伸及侧方运动时，前牙主要承担着引导运动的作用。我们可以用粭导来描述下颌运动中有引导作用的上颌牙局部咬合面，在前伸、侧方等不同的咬合运动中，粭导的位置不同，其功能也各有不同。

一、前伸运动

（一）前伸运动的引导过程

前伸运动时，理想的前牙引导过程由牙尖交错位开始，下颌中切牙、侧切牙、尖牙及第一前磨牙与上颌中切牙、侧切牙及尖牙由均匀接触运动至切对切和（或）尖对尖接触。在整个运动过程中，前牙均匀接触，引导下颌向前，使后牙分离无咬合干扰（图 2-1-6）。其中我们可以用后牙分离角来具体描述下颌在做前伸或侧方运动时后牙脱离接触时的角度。后牙分离角（DOA）= 前伸髁道斜度 - 粭平面斜度 - 后牙牙尖斜度。理想情况下，分离角多为 8°~13°。若分离角过小，下颌在做功能运动时后牙不易脱离接触，易出现后牙咬合干扰；若分离角过大，下颌做功能运动时后牙分离过多，咀嚼效率降低。

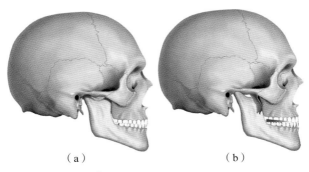

（a） （b）

图 2-1-6 下颌前伸运动

（二）前导

引导下颌从牙尖交错位做前伸咬合运动的殆导称为前伸殆导，简称前导，其与上前牙舌侧形态密切相关，上前牙舌侧面平坦、光滑及恰当的外形（图 2-1-7）有利于正确的前伸引导运动（图 2-1-8），保证下颌运动平缓，保护口颌系统整体的健康。

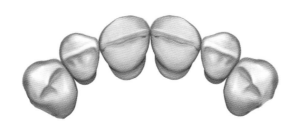

图 2-1-7 上前牙舌侧形态

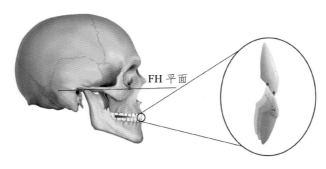

图 2-1-8　前伸引导运动

二、侧方运动

（一）侧方运动的引导过程

侧方运动时，可由尖牙或组牙来引导运动。尖牙引导过程从上下尖牙牙尖交错位开始，运动到上、下颌尖牙牙尖相对。在尖牙保护𬌗的状态下，工作侧上下尖牙接触，其余牙脱离接触，无咬合干扰（图 2-1-9）。在组牙功能𬌗的状态下，尖牙、前磨牙、磨牙在侧方运动中均匀接触，共同参与引导下颌运动。

（二）侧导

引导下颌从牙尖交错位向侧方运动的𬌗导称为侧导，可分为外侧导及内侧导。尖牙保护𬌗者的侧导与上颌尖牙的舌侧形态密切相关，上尖牙舌侧面平坦、光滑及恰当的外形，更有利于口颌系统的健康（图 2-1-10）。

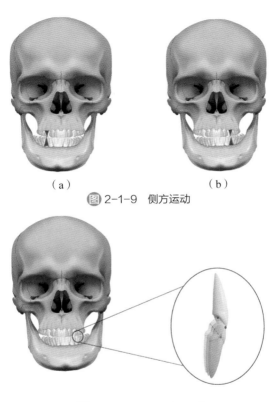

（a）　　　　　　　　　　（b）

图 2-1-9　侧方运动

图 2-1-10　尖牙引导运动

三、调𬌗

在调𬌗时，如涉及到上前牙、上尖牙舌侧面形态的调整，必然会破坏患者原有的前导、侧导，我们在调磨之前，应该对前导、侧导进行详细的分析，从而进行精准的复制或正确的设计，如果随意地调改舌侧面形态，而不做正确的设计，必然会不利于前牙的引导作用，影响整个口颌系统的功能和健康。

第三节 **上前牙舌侧面形态的设计**

前牙在下颌运动中起到引导作用，而后牙起着支撑作用，前后牙共同作用，构成了口颌系统的一部分。下颌前伸运动中除了前牙引导还有髁道引导，下颌运动是下前牙沿着上前牙的舌侧面向前下运动，同时髁突沿着上颌结节后斜面向前下运动。当髁道斜度与切道斜度相等时，下颌向前、向下单纯滑动，不发生转动（图 2-1-11）；当髁道斜度大于或者小于切道斜度时，前伸运动中下颌会产生平动和转动（图 2-1-12、图 2-1-13）；当髁道斜度与切道斜度相差过大时，髁突运动不良，导致颞下颌关节的问题。只有当髁道斜度和切道斜度和谐时，口颌系统才能高效运转。

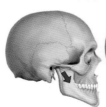 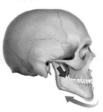 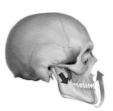

图 2-1-11 切道斜度 = 髁道斜度　　图 2-1-12 切道斜度 > 髁道斜度　　图 2-1-13 切道斜度 < 髁道斜度

只有切道斜度合适时，口颌系统才能进行高效的运作。当切道斜度过大，会导致后牙过度分离，下颌无法稳定，此时崩瓷的可能性增加（图 2-1-14）；当切道斜度过小，会出现后牙干扰，此时会对关节区造成不良影响（图 2-1-15）。

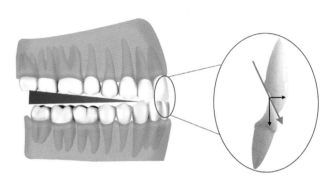

图 2-1-14　切道过大，后牙分离过大

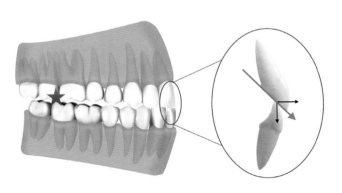

图 2-1-15　切道过小，后牙干扰

除了改变牙轴向可能会改变切道斜度，在预备舌窝的时候预备量不足，那么在修复体上就会没有舌侧窝形态，此时即使牙轴向不变，也会形成一个异常的切道斜度，前牙无法起到良好的引导功能。因此在上前牙舌侧面形态设计中，必须使舌侧面形态呈现正常的浅凹形（图 2-1-16）。

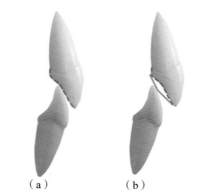

（a） （b）

图 2-1-16　上前牙舌侧形态过突，引导切道斜度异常

前牙咬合接触设计为了建立具有良好引导作用的前牙引导，下颌前伸咬合运动主要由切牙引导，下颌侧方咬合运动主要由尖牙引导。

前导的设计主要需要注意以下几个方面。

（1）上颌前牙舌面中部应该设计为凹面，在舌隆突及切缘处较平，甚至趋向水平。

（2）下颌切牙的切缘应设计为较平的面而非圆钝的面，与上前牙相适应。

（3）侧方咬合接触通常设计为尖牙保护𬌗或组牙功能𬌗。避免非工作侧的咬合干扰。

在尖牙保护𬌗的状态下，侧方运动时工作侧的上、下颌尖牙接触，其余牙脱离接触。上、下颌尖牙从牙尖交错𬌗开始，运动到上、下颌尖牙牙尖相对的状态。

侧方运动时工作侧髁状突原地转动，非工作侧髁突向前、下、内滑动，其运动轨迹由非工作侧前伸和侧方髁道斜度共同决定；工作侧下尖牙沿着上尖牙的近中舌侧斜面滑动，引导下颌侧方运动。下尖牙划过的这个引导斜面即为尖牙引导，由上颌工作侧尖牙舌侧形态决定（当尖牙磨耗后可由尖牙与双尖牙甚至包括第一磨牙共同引导，称为组牙功能𬌗），等效于切导盘上的侧方切导。下颌侧方运动的轨迹由非工作侧髁道与工作侧的尖牙共同引导。尖牙侧方引导斜面的斜度也应该比相应非工作侧前伸髁道斜度略大，以眶耳平面为参考，尖牙引导斜度应比非工作侧前伸髁道斜度略大（8°~10°）。过陡的侧方引导也会导致下颌后退避让，而过平的侧方引导则无法分离开后牙牙尖，导致后牙侧方干扰。

在组牙功能𬌗的状态下，侧方运动时工作侧多颗牙（切牙、尖牙、前磨牙和磨牙）均匀接触。组牙功能𬌗的引导性咬合接触部位是上颌后牙颊尖的舌斜面，与之相对应的是下颌后牙颊尖的颊斜面，同时可能有上颌后牙舌尖的舌斜面与下颌后牙舌尖颊斜面之间的接触，但这种接触很轻，不妨碍颊尖引导的咬合运动。

下前牙修复时，下前牙设计应与上前牙设计相匹配，使下前牙切端与修复体形成面与面的接触。在牙尖交错𬌗时，调𬌗需达到轻接触。下颌切牙的接触点在切缘上，下颌尖牙在近中颊斜面及远中颊斜面上。在前伸运动中，下前牙从牙尖交错位前伸至上下前牙切对切时，都应保持均匀接触，引导后牙分离。在侧方运动中，有工作侧的尖牙引导运动，其他牙齿分离，下颌尖牙的咬合点应设计在远中颊斜面上。

冠间自由间隙是指正中咬合时上前牙舌面与下前牙唇面所形成的角度，上下前牙需要匹配。切牙的理想冠间自由间隙应大于40°（图2-1-17）。若角度过小，则易形成咬合干扰，使上前牙的侧向力过大。

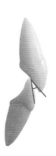

图 2-1-17　理想的切牙冠间自由间隙（>40°）

尖牙是牙齿行使咬合功能时的重要引导，所以需在整个运动中都保持接触，且尖牙牙根长且粗壮，可以承受较大的侧向力。所以，尖牙的理想冠间自由间隙约为10°，若角度过小，也容易在侧方运动中产生干扰。

冠间自由间隙过小，上前牙将干扰下前牙的前伸运动，导致下颌关节的后旋或者后退，导致关节盘后区受到压迫、前牙切端过度磨耗或者修复体崩瓷（图2-1-18）。

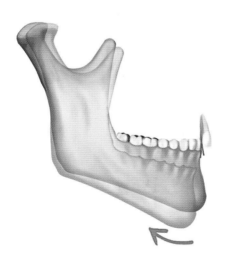

图 2-1-18 冠间自由间隙过小，下颌关节后旋

第二章
调𬌗的临床操作

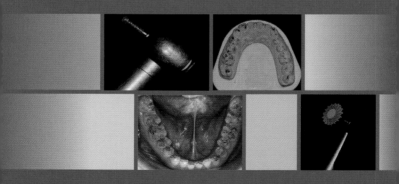

一、车针的选择

选磨以安全、有效地切削为目的。硬质材料（如瓷或者牙体）可用金刚砂针切削（图 2-2-1）；软质材料（如甲基丙烯酸甲酯）用钳钢钻切削选磨后会留下粗糙表面。选磨结束后，需要对选磨过的表面（牙面 / 修复体）进行细致的抛光。

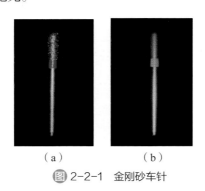

（a）　　　　　（b）

图 2-2-1　金刚砂车针

二、咬合纸

（一）颜色

咬合纸可用于标记咬合接触点的位置与范围。牙尖交错𬌗的静态接触点和功能运动时的动态咬合接触点的调𬌗要求不同；为了在调𬌗时区分这两类接触点，需要用不同的颜色来分别标记。

当调整牙尖交错𬌗的接触点时，只需要用一种颜色的咬合纸进行标记。当调整功能运动的咬合接触点时，需要使用两种不同颜色的咬合纸，分别标记已经调整好的牙尖交错𬌗接触点和需要调整的功能运动咬合接触点。

推荐先用蓝色咬合纸标记功能运动的接触点，再用红色咬合纸标记牙尖交错𬌗的接触点（图2-2-2）。这样，不同状态的咬合印迹之间的辨识度较高。

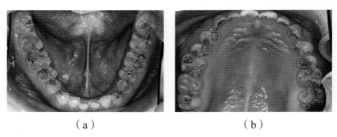

（a）　　　　　　　　　　（b）

图 2-2-2　不同颜色咬合纸标记不同的咬合状态，蓝色标记功能运动，红色标记正中咬合

（二）厚度

对同一咬合接触状态，使用不同厚度的咬合纸，产生的咬合印迹有很大差异（图2-2-3）。

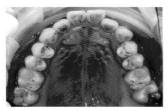

（a）200μm 蓝色咬合纸

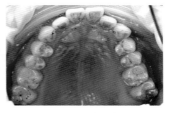

（b）100μm 蓝色咬合纸

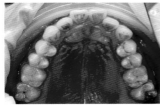

（c）40μm 红色咬合纸

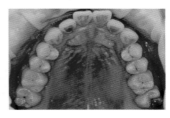

（d）8μm 绿色咬合纸

图 2-2-3　不同厚度咬合纸咬合印记

咬合纸有多种厚度，不同厚度的咬合纸可以归为两大类。

（1）厚型：包括厚度为 200μm、100μm 的咬合纸。这类咬合纸由纤维制成，染色剂浸入纤维内（图 2-2-4，表 2-2-1）。咬合接触时，染色剂被挤出来，在接触点周围形成一层晕染；其印色范围大，效率高，但精确度低，用于粗调。

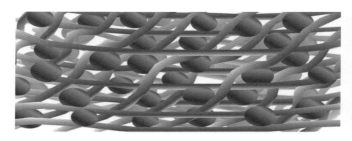

图 2-2-4　厚型咬合纸编织示意图

表 2-2-1　厚型咬合纸

材质	厚度（μm）	形状	颜色	特点
纸质	200	条形、马蹄	蓝色　红色	印迹数量多、面积大适合粗调
	100	条形、马蹄	蓝色　红色	
	80	条形、马蹄	蓝色　红色	较精准，适合粗调后进一步调整

（2）薄型：包括厚度为 40μm、12μm 和 8μm 几种规格。这类咬合纸一般是在基质薄膜表面涂上一层染色剂（表 2-2-2）。在咬合接触时，染色剂脱落黏附在实际接触点上；其印色范围小，精确度高，但效率低，用于精调。

表 2-2-2　薄型咬合纸

材质	厚度（μm）	形状	颜色	特点
薄膜	40	条带、马蹄	蓝色　红色	较精准，适合粗调后进一步调整
	12、8	条带	绿色　红色	贴合牙齿外形，精准显示接触点，适合精调

三、抛光组件

选磨结束后，需要对选磨过的表面（牙面/修复体）进行细致的抛光。修复体表面的材料包括金属、瓷和树脂。由于金属材料的局限性和全瓷材料的发展，金属修复体在临床中的应用逐渐减少，树脂修复体则主要运用在临时修复和过渡性修复中。临床常用的瓷材料按照化学组成和微观结构不同又可分为玻璃基陶瓷（以二硅酸锂加强的玻璃陶瓷为代表）和多晶陶瓷（以四方相氧化锆陶瓷为代表）。由于被抛光的表面材料组成不同，因此厂商设计了针对不同材料的特定抛光组件；不同抛光组件的组成也有差异，常见的材料有碳化硅、金刚石、氧化硅、氧化铝等。不同的抛光组件都有各自最适宜的抛光流程；对于任何一种抛光组件，都应在使用前仔细阅读厂家的说明书，严格按照推荐的流程进行抛光，才能得到最佳的修复体表面。下面分别以临床最常用的二硅酸锂加强的玻璃陶瓷、氧化锆陶瓷和树脂冠为例，简述特定抛光组件的抛光流程和效果。

1. 玻璃陶瓷

玻璃陶瓷是在玻璃相中添加或生长白榴石、二硅酸锂等晶体，力学强度满足临床需要，同时具有良好的半透明性等美学性能。玻璃陶瓷临床应用适应证较广，常用于制作美学要求较高的修复体，如前牙和前磨牙的全瓷冠、贴面等，也可以用于制作后牙嵌体、高嵌体、贴面等。在临床选磨后，表面较为粗糙（图2-2-5）；按照抛光组件推荐流程逐步抛光后得到光滑的表面（图2-2-6~图2-2-9）。

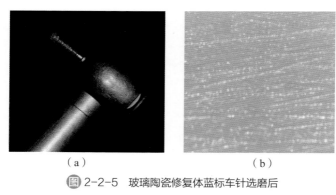

（a）　　　　　　　　　　　（b）

图 2-2-5　玻璃陶瓷修复体蓝标车针选磨后

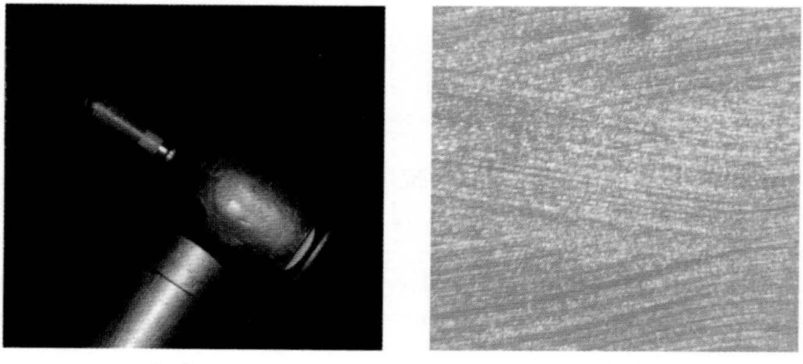

（a）　　　　　　　　　　　（b）

图 2-2-6　玻璃陶瓷修复体黄标车针选磨后

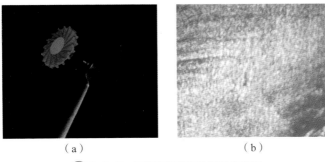

(a)

(b)

图 2-2-7　玻璃陶瓷修复体粗粒度抛光

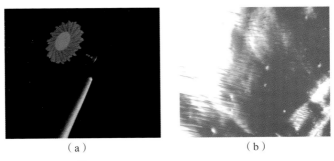

(a)

(b)

图 2-2-8　玻璃陶瓷修复体中粒度抛光

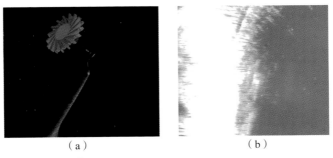

(a)

(b)

图 2-2-9　玻璃陶瓷修复体细粒度抛光

2. 多晶陶瓷

多晶陶瓷主要组成为晶体相结构，一般完全不含玻璃相成分。多晶陶瓷含有的晶体相成分主要分为氧化铝和氧化锆两大类。目前临床最常用的为氧化锆陶瓷，其强度明显高于玻璃陶瓷，但美学性能较玻璃陶瓷差。在临床选磨后，可见表面较粗糙（图2-2-10，图2-2-11）；按照抛光组件推荐流程逐步抛光后得到光滑的表面（图2-2-12～图2-2-14）。

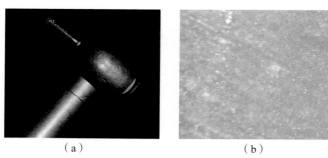

（a）　　　　　　　　（b）

图 2-2-10　氧化锆修复体蓝标车针选磨后

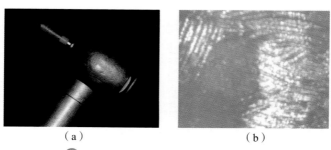

（a）　　　　　　　　（b）

图 2-2-11　氧化锆修复体黄标车针选磨后

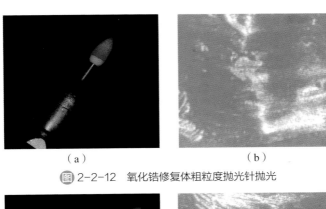

（a） （b）

图 2-2-12　氧化锆修复体粗粒度抛光针抛光

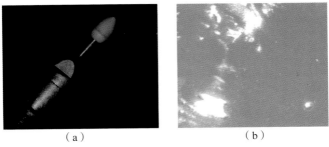

（a） （b）

图 2-2-13　氧化锆修复体中粒度抛光针抛光

（a） （b）

图 2-2-14　氧化锆修复体细粒度抛光针抛光

3. 复合树脂

复合树脂是由有机树脂基质和无机填料以及引发体系组合而成的非均匀相混合物，具有较好的美观和加工性能，特别是其良好的粘接和与牙体相接近的物理性能备受关注。但聚合收缩、耐磨性差和承受较大殆力时强度不足等缺陷限制了复合树脂的进一步应用，树脂修复体目前主要运用于临时修复和过渡修复。完成选磨后的树脂修复体表面粗糙（图2-2-15，图2-2-16）；按照抛光组件推荐流程逐步抛光后得到光滑的表面（图2-2-17，图2-2-18）

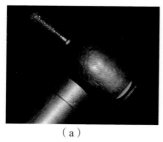
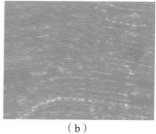

（a）　　　　　　　　　　　（b）

图 2-2-15　树脂修复体蓝标车针选磨后表面粗糙

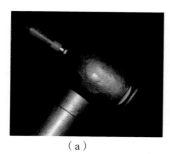
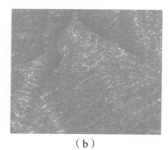

（a）　　　　　　　　　　　（b）

图 2-2-16　树脂修复体黄标车针选磨后表面粗糙程度改善

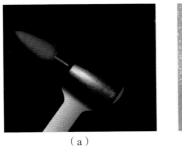
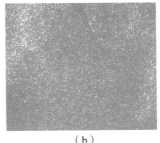

（a） （b）

图 2-2-17 树脂修复体经抛光针粗抛光后表面十分光滑

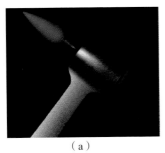
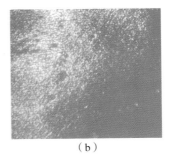

（a） （b）

图 2-2-18 树脂修复体经抛光针精细抛光后表面更加光滑

对于不同材料的修复体，可阅读厂商产品清单，选择对应的抛光系统，按说明书进行逐级抛光。总体来说应当遵循以下一些原则：抛光组件和被抛光材料的匹配，不可混用，控制转速，抛光系统颗粒由粗到细的顺序，以便获得最佳的光滑表面。

一、术前记录

术前记录是重要的参考依据，也是判断修复目标是否达成的重要依据。患者若口颌系统健康，需要进行简单修复，那么最终修复结束后不应改变患者原有咬合状态；若患者需要进行复杂修复，如咬合重建改变患者的原有咬合，那么修复后患者的咬合状态应与术前咬合进行对比，以证明修复结果的正确，故调𬌗前应常规在术前拍照记录患者术前的咬合状态。操作方法如下所述。

（1）患者端坐，漱口，助手吸尽唾液，用干燥的棉卷擦干患者上下牙列咬合面，嘱患者咬住 100μm 厚的蓝色咬合纸，反复做前伸和侧方运动。

（2）保持干燥，可用三用喷枪轻吹咬合面，换用 40μm 厚的红色咬合纸，嘱患者反复咬到牙尖交错𬌗数次。

（3）取出咬合纸，检查咬合印迹，专业单反相机配合反光板拍照，留取调整前记录（图 2-2-19）。那么患者口内功能运动的咬合点（前伸及左右侧方运动）则被咬合纸染成蓝色；正中咬合点即为红色。

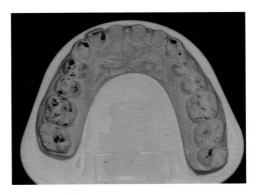

图 2-2-19　术前咬合印迹

二、戴牙调𬌗

1. 体位

牙科治疗时，为方便操作，患者多取仰卧位；而下颌行使功能时，患者多是处于直立体位。仰卧时，下颌略后退，其咬合状态常与直立体位时有差异（图 2-2-20），故推荐在直立体位取术前记录。调𬌗时，如果在仰卧位状态下调整，则完成调整后应当取直立位，再次检查咬合，必要时进一步调整；保证在不同体位时均达到良好的咬合状态。

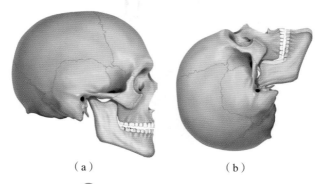

（a）   （b）

图 2-2-20   仰卧位下颌后退

2. 选磨正中咬合调磨早接触点

选磨牙尖交错𬌗的接触点时，推荐使用双色咬合纸，双侧检验；按从厚到薄，从粗调到细调的顺序进行检查和选磨。

（1）患者端坐，干燥患者牙齿咬合面后，牙列双侧同时放置 100μm 厚的蓝色咬合纸，在牙尖交错位反复咬合数次，得到蓝色印迹后，换用 40μm 厚的红色咬合纸重复上述过程，此时得到的红色正中咬合点在蓝色背景中更清晰。如发现早接触点（临床常称"高点"）（图 2-2-21），予以调磨。反复操作，直至全牙列均匀接触。

（2）将 40μm 红色咬合纸更换用 8μm 厚的红色咬合纸，重复上述操作，检查是否达到均匀接触，必要时做少量精细调整。

（3）完成后，用 40μm 厚的咬合纸印色，与术前记录对比，确认调𬌗正确有效。

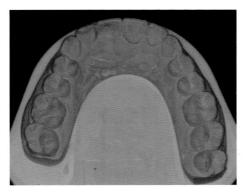

图 2-2-21　修复体红色印迹显示咬合高点

3. 功能运动

（1）选磨前伸运动的干扰　检查前伸运动咬合接触点时，印色方法与术前记录相同。嘱患者端坐，吸尽唾液，干燥咬合面，先在牙尖交错位双侧牙列同时咬住100（或200）μm 厚的蓝色咬合纸，反复做前伸运动数次；再换用 40μm 厚的红色咬合纸，嘱患者在牙尖交错位反复咬合数次。检查是否到达前牙均匀接触引导下颌运动，若发现咬合干扰点，需调磨。然后换用 40μm 厚的蓝色咬合纸，再次标记前伸运动咬合接触点；40μm 厚的红色咬合纸，标记牙尖交错接触点；再次检查前牙是否到达均匀接触引导下颌运动，若发现不均匀（前牙咬合干扰点，图 2-2-22），需再次进行精细调整。

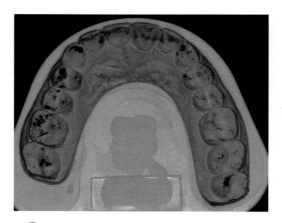

2-2-22　修复体中央蓝色印迹为咬合干扰点

（2）选磨侧方运动的干扰　前伸咬合接触点调整完成后，开始进行侧方咬合接触点的调整。以调整右侧方运动的接触点为例，咬合点印色方法与术前记录相同。嘱患者端坐，吸尽唾液，干燥咬合面，先在牙尖交错位咬住 100（或 200）μm 厚的蓝色咬合纸，反复做右侧方运动数次，再换用 40μm 厚的红色咬合纸，嘱患者在牙尖交错位反复咬合数次。检查是否到达工作侧（右侧）尖牙接触引导下颌运动，而其他牙分离的状态（尖牙保护𬌗）；或者达到工作侧的尖牙和后牙均匀接触共同引导下颌侧方运动，而其他牙分离的状态；若发现咬合干扰点，需调磨。完成后应对比术前记录，确认调𬌗正确有效。左侧同右侧进行。

（3）自由运动　前伸运动和侧方运动只是简化的下颌基本运动模式，而下颌运动的实际轨迹远比这两种运动模式复杂。所以，在前伸运动和侧方运动选磨完成以后，应嘱患者咬住 100（或者 200）μm 厚的蓝色咬合纸，做自由运动。然后换 40μm 厚的红色咬合纸，在牙尖交错位反复咬合数次，再次检查咬合接触点，发现并消除可能遗漏的咬合干扰确保咬合均匀。

三、检查，术前对比

完成上述调整过程后，再次检查咬合，并将目前的咬合印迹和术前记录进行比较，确保除修复体之外的天然牙的咬合印迹和术前记录一致（图 2-2-23）。

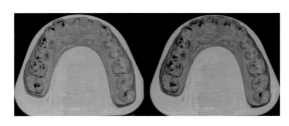

图 2-2-23 　完成调合后余牙咬合印迹与戴修复体之前一致

四、抛光

根据修复体材料的不同，选择相应的前述的不同抛光针，按对应的方法对修复体进行抛光。抛光完成后，再次自由运动，检查咬合印迹是否合适，并嘱患者感受有无粗糙不适，直至患者满意。

五、复诊

调𬌗结束后，患者在日常咀嚼的过程中，天然牙和修复体牙齿存在不可预知的轻微移动，无法在一次就诊的过程中完全调磨到理想状态。随着时间的推移，咬合接触情况可能发生变化。因此，需嘱患者在调𬌗结束后一月、半年、两年复诊检查，消除可能重新出现的早接触或干扰。

第三章

单颗前牙修复体的调殆

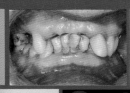

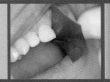

牙体缺损修复中的殆学要求：①若患者口颌系统健康或患者主观意愿要求维持原来咬合状态：遵循殆维持原则，即维持现有殆关系。②若患者口颌系统存在不良因素，如深覆殆患者下前牙常代偿性伸长，或患者存在上前牙过突、全牙列磨损等情况（图2-3-1，图2-3-2），

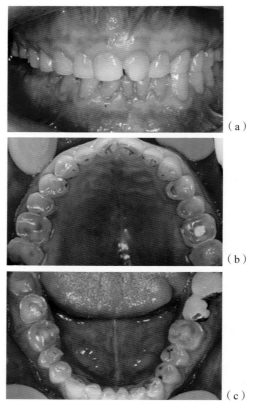

（a）

（b）

（c）

图 2-3-1　全牙列磨损

则需对患者咬合接触进行重新设计，此时咬合接触应遵循天然牙咬合接触原则：稳定、均匀、相互保护。牙尖交错𬌗时，后牙达到均匀广泛的稳定接触，前牙轻接触。功能运动时，由前牙接触引导下颌运动，后牙脱离接触。

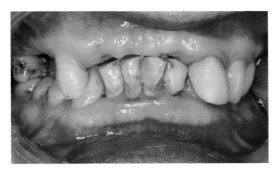

图 2-3-2　深覆合

第一节　前牙单冠的调𬌗

一、操作流程

1. 治疗前检查及记录

进行牙冠修复时，在治疗前需要对患牙的缺损部位进行全面检查，用咬合纸记录咬合接触区的位置，确定最终修复的咬合接触特征。

对前牙修复的患者，应在修复之前进行形态的设计，所以在备牙前需要对患者的模型进行转移咬合关系上颌架设计蜡型，设计舌侧面的形态及咬合点（图2-3-3）。

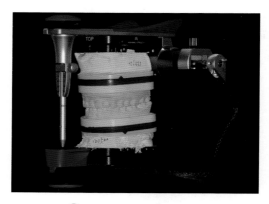

图 2-3-3　前牙蜡型的设计

2. 修复体边缘及形态设计

牙体预备完成后，对洞形和边缘再次检查，避免洞缘位于咬合接触区。对𬌗面有缺损者，通常其咬合接触关系会发生变化，例如出现无接触或咬合接触不稳定等情况，涉及邻面缺损时还可能出现与邻牙邻接关系的变化。因此，需要注意咬合面形态以及边缘嵴区域形态的修整，建立与对颌牙及邻牙之间良好的接触关系。

3. 戴牙

（1）单冠就位：试戴牙时首先应检查修复体是否能够正确就位，应与基牙预备体密合。内冠出现早接触点时，应重新制作修复体，原则上不应调磨修复体组织面，因这样会导致修复体与基牙不密合。

（2）邻接区：确认修复体正确就位后，应检查邻接区的间隙大小。一般邻接区的间隙可以让8μm厚的咬合纸无阻力通过（图2-3-4）；12μm厚的咬合纸通过邻接区时能够感受到阻力，并出现划痕；而20μm厚的咬合纸不能顺利通过，出现明显的皱褶和变形。

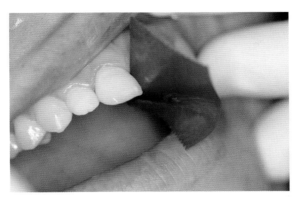

图 2-3-4　邻面检查，8μm厚的咬合纸无阻力通过

前牙单冠邻接区形态、位置及大小影响修复体美观性。如果邻接区面积过小、位置过于偏向切端，会导致龈外展隙过大影响美观，需重新制作修复体(图2-3-5)。如果邻接区面积过大、外展隙过小，同样影响美观，可进行适当调磨，减小邻接区（图2-3-6）。

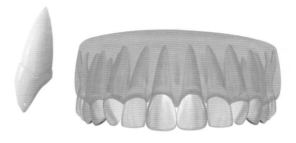

图 2-3-5 邻接区面积过小，龈外展隙过大

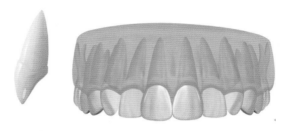

图 2-3-6 邻接区面积过大，龈外展隙过小

（3）调𬌗：只有当修复体完全就位后才能开始调𬌗，按照牙尖交错𬌗→前伸𬌗→侧方𬌗的顺序进行调𬌗。调改咬合前先检查患者不戴修复体时的咬合情况，让患者自然咬至牙尖交错位，观察牙齿的位置和上下颌牙面的接触情况，同时将术前记录的咬合点照片作为修复体调𬌗的参考。

①牙尖交错𬌗：嘱患者端坐，反复轻咬 100μm 厚的蓝色咬合纸，检查印迹。若只有修复体上存在咬合印迹而其余牙无印迹，提示为早接触，需磨除。反复进行上

述操作，直至所有咬合接触点均匀分布。换用 40μm 厚的咬合纸，再重复上述操作，检查选磨咬合接触印迹，直至达到咬合点再次均匀分布。再换用 8μm 厚的咬合纸检查，对咬合印迹进行精确调整，使前牙修复体上不出现 8μm 厚的咬合纸的咬合印迹。最终达到"前牙轻接触"的状态，即 40μm 厚的咬合纸检查时有咬合印迹，8μm 厚的咬合纸无咬合印迹（图 2-3-7）。

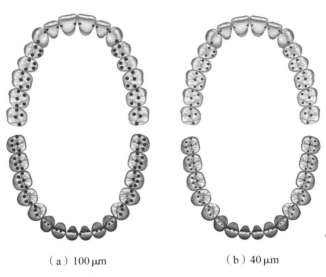

（a）100μm   （b）40μm

图 2-3-7 牙间交错𬌗咬合印记

完成后，嘱患者再次反复咬合 40μm 厚的咬合纸。将检查结果与术前记录对比，此时，除去修复区外的其他所有牙，其牙尖交错𬌗时咬合点印迹的大小、数目和分布应与术前记录一致。

如果用 40μm 厚的咬合纸检查的印迹与术前咬合记录不相符，需警惕可能存在下颌颌位改变的可能。需仔细排查原因，必要时重新制作修复体，或请专科医师会诊（图 2-3-8）。

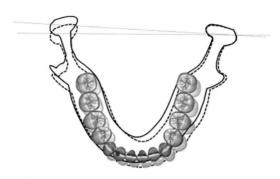

图 2-3-8　咬合高点的存在会导致下颌的旋转

②前伸运动：嘱患者端坐，咬住 100μm 厚的蓝色咬合纸，从牙尖交错𬌗开始，下颌牙向前磨动到上、下切牙切端相对，前伸运动接触点被标记为蓝色。然后换用 40μm 厚的红色咬合纸，嘱患者在牙尖交错𬌗反复轻咬，牙尖交错𬌗的接触点被标记为红色。理想状况下，应该由前牙共同均匀接触，引导下颌前伸运动，如果检查发现前伸运动的接触印迹（蓝色）仅出现在修复体上，提示存在前伸运动咬合干扰，需要磨除。

重复上述操作，检查选磨前伸运动的接触点，直至上前牙舌侧的前伸运动接触点印迹均匀分布。再换用 40μm 厚的蓝色咬合纸，重复上述过程，直至上前牙

62

舌侧的前伸运动接触点印迹均匀分布。然后将调整完成后的咬合印迹与术前记录进行对比，术前术后印迹应一致。若前伸运动轨迹与术前记录不一致，提示患者可能存在下颌颌位改变或运动方式改变的可能。需仔细排查原因，必要时重新制作修复体，或请专科医师会诊（图2-3-9）。

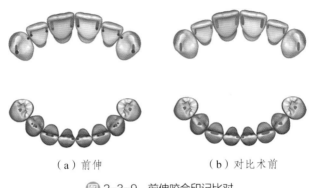

（a）前伸　　　　　　　　　　（b）对比术前

图 2-3-9　前伸咬合印记比对

③侧方运动：嘱患者咬住 100μm 厚的蓝色咬合纸，从牙尖交错𬌗开始，下牙向一侧磨动到该侧上下颌尖牙牙尖相对。然后换用 40μm 厚的红色咬合纸，置于上下牙列之间，嘱患者在牙尖交错𬌗反复轻咬。检查患者口内咬合印迹。理想情况下，蓝色印迹应只出现在工作侧尖牙的舌侧面；若蓝色印迹出现在修复体舌侧，而工作侧的尖牙舌面没有蓝色印迹，或其上的印迹与术前记录不一致，提示该修复体存在右侧方运动咬合干扰，需要磨除。重复上述操作，直至该侧侧方运动的咬合印迹分

布与术前记录一致（图 2-3-10）。

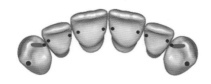

图 2-3-10　侧方咬合印记比对

用同样的方法进行另一侧方向的检查和调𬌗。

随后，使患者处于仰卧位，再次重复以上端坐位时的调𬌗操作，以保证患者在不同体位时均可达到良好的咬合状态。

一、概述

贴面分为开窗型、对接型和包绕型（图 2-3-11），前伸咬合运动至切对切关系时，开窗型贴面可能会导致前伸运动的终止点位于修复体和牙体的交界区，即受力薄弱环节；对接型和包绕型则往往会改变前牙的舌面形态，需要通过调𬌗保持原有的咬合状态不变。

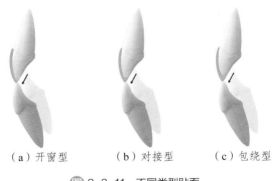

（a）开窗型　　　（b）对接型　　　（c）包绕型

图 2-3-11　不同类型贴面

二、操作流程

（1）治疗前检查及记录：进行贴面修复时，在治疗前需要对患牙的缺损部位及下颌运动模式进行全面检查，用咬合纸记录咬合接触区的位置，然后作牙体预备。

（2）修复体边缘及形态设计：为避免修复体边缘出现应力集中，建议将边缘设计在远离咬合点 1 mm 以外的区域。当前牙覆𬌗覆盖较大时，牙尖交错𬌗时咬合接触点位于基牙；当前牙覆𬌗覆盖较小时，牙尖交错𬌗时咬合接触点位于修复体（图 2-3-12）。同时，修复体边缘与下切牙前伸运动时的滑动轨迹方向垂直（图 2-3-13）。修复体制作完成后应保证切道斜度与术前一致，以免影响颞下颌关节和整个口颌系统的功能。

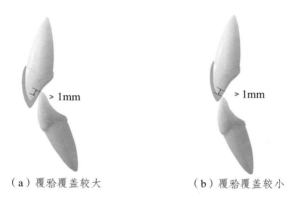

（a）覆𬌗覆盖较大   （b）覆𬌗覆盖较小

图 2-3-12　贴面正中咬合点

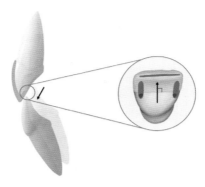

图 2-3-13 修复体边缘与下切牙前伸运动时的
滑动轨迹方向垂直

（3）戴牙：戴牙时应检查贴面是否完全就位、边缘是否密合、接触是否合适等。因贴面的厚度较薄，为避免出现折裂等现象，应在完成粘接后进行调𬌗。

贴面调𬌗时同样应按照牙尖交错𬌗、前伸𬌗、侧方𬌗的顺序。检查牙尖交错𬌗有无早接触，检查侧方咬合和前伸咬合有无𬌗干扰，应尽量减轻𬌗力，消除早接触和𬌗干扰。

①牙尖交错𬌗：当前牙覆𬌗、覆盖较大时，牙尖交错𬌗的接触点位于基牙上，在修复过程中不改变，故不用调整该咬合点。当前牙覆𬌗、覆盖较小，或采用邻面包绕设计时，牙尖交错𬌗的接触点可能位于修复体上，其调𬌗要求与前牙单冠一致，需达到轻接触，即 20μm 厚的咬合纸检查有均匀咬合印迹，8μm 厚的咬合纸检查无咬合印迹。

②前伸运动：下颌从牙尖交错位起，前伸运动到前牙切端相对的过程中，应达到所有修复体均匀接触。当下颌前伸运动到上下前牙切端相对时，应达到均匀接触。

③侧方运动：由工作侧尖牙接触引导下颌运动，而切牙应脱离接触。

第三节　种植单冠的调𬌗

种植修复体与天然牙在咬合及调𬌗方面存在许多区别。其中影响种植体咬合设计最重要的因素，是牙和种植体与牙槽骨的结合方式，天然牙与牙槽骨通过牙周膜进行结合，而种植体则为刚性的骨结合。

种植单冠修复咬合设计原则除遵循一般固定义齿修复的原则外，还应特别注意分散咬合接触与咬合力。对于种植单冠而言，在前牙调𬌗过程中，我们需要注意以下几点。

①因前牙无法达到轴向咬合力传导的效果，故前牙咬合点的设计应谨慎对待。

②在牙尖交错𬌗时达到轻咬不接触，重咬轻接触。

③前牙种植单冠在前伸运动、侧方运动时后牙应该脱离接触。

一、轴向传导咬合力

牙尖交错𬌗时，前牙受到的咬合力无法实现轴向传导，应避免咬合接触（图 2-3-14）。前伸和侧方运动时，单颗前牙修复体外形不应改变患者原有的功能运动引导模式。前伸运动时种植修复前牙单冠应避免前伸引导，由余留天然牙均匀接触引导下颌运动；种植修复冠仅在下颌前伸至切对切咬合时达到均匀接触。种植修复牙冠在功能运动过程中应避免接触引导，减少侧向力的作用（图 2-3-15）。若尖牙为种植修复冠，侧方引导则应避免设计成尖牙保护𬌗。

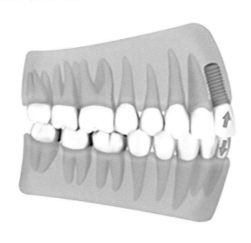

图 2-3-14 避免非轴向受力

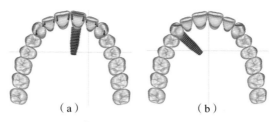

（a） （b）

图 2-3-15 避免单独引导

与天然牙相比，种植牙对咬合力的敏感度、调节能力、耐受能力都较低（表 2-3-1），因此对种植牙冠的调𬌗，应做到正中咬合接触时为牙尖交错𬌗（长正中的 1~1.5mm 内），形成"重咬轻接触，轻咬不接触"的咬合状态，且无工作侧、非工作侧的咬合干扰以及前伸𬌗干扰，减少种植牙行使咬合功能的过程中可能受到的侧向力，保护其周围的牙周支持组织。

表 2-3-1 种植牙与天然牙的对比

	天然牙	种植牙
周围组织	牙周膜	骨结合
咬合力作用的组织	牙周膜吸收并均匀分散𬌗力	集中在牙槽骨
受咬合力时的运动	牙周膜的非线性屈服运动 + 牙槽骨的线性运动	牙槽骨的线性运动
侧向移动	56~108μm	10~50μm
垂直向移动	25~100μm	3~5μm
错𬌗畸形	可无症状存在多年	可引起牙槽骨吸收
负荷过重表现	牙周膜间隙增宽、牙齿松动、𬌗面磨耗加重、疼痛等	修复或机械并发症及骨丧失

二、前牙种植单冠的调殆步骤

前牙种植单冠调殆时应先调整牙尖交错殆的咬合接触点，再调整前伸运动和侧向运动的咬合接触点。

牙尖交错殆时，首先通过调殆实现后牙均匀稳定接触，前牙种植单冠避免接触受力。用咬合纸检查时，用40μm厚的咬合纸可抽出，无明显印迹（图2-3-16）。

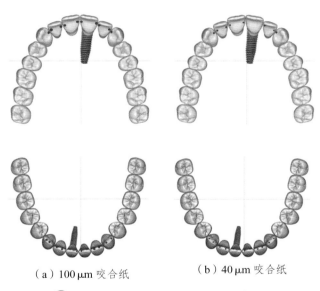

（a）100μm 咬合纸　　　　　　（b）40μm 咬合纸

图 2-3-16　不同厚度咬合纸的正中咬合印记

在调整好牙尖交错殆后，开始调整功能运动过程中的咬合接触；其调殆的目标在不同的牙位有一定差别。

（1）前伸运动：前伸运动时种植义齿单冠应脱离引

导；调磨到用 40μm 厚的咬合纸检查无印迹，用 100μm 厚的咬合纸检查时前牙引导印迹均匀；种植义齿单冠上印迹的面积应小于天然牙。而侧方运动则应完全脱离接触，用 100μm 厚的咬合纸检查时无引导印迹（图 2-3-17）。

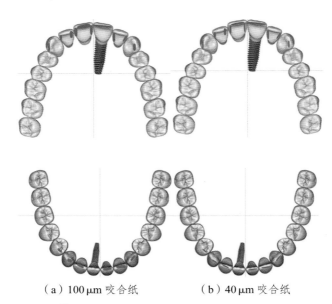

（a）100μm 咬合纸　　　　　（b）40μm 咬合纸

图 2-3-17　不同厚度咬合纸的功能咬合印记

下颌切牙种植单冠的咬合印迹要求与上颌切牙有一定差别。上颌切牙的引导接触印迹是一个小斜面，而下颌切牙在功能运动过程中的接触印迹是集中在切端的一个点。该接触点往往与牙尖交错𬌗时的接触点有重叠，临床调𬌗时常出现难以兼顾两种不同咬合状态要求的情况，必要时，需修整对颌牙（上前牙）舌侧面的形态，以达到调𬌗目标。需要注意的是，下切牙种植单冠在前伸运动过程中，应脱离接触，仅在前伸运动末期上下前牙切对切时，与余留天然牙一起形成均匀印迹。

（2）侧方运动：理想状况下，侧方运动应该由工作侧的尖牙接触来引导下颌运动，而其余牙脱离接触。如果切牙为种植义齿单冠，侧方运动时应完全脱离接触，避免造成侧向力。

当工作侧的尖牙是种植义齿时，侧方运动时不能设计为由该尖牙单独引导，而应纳入相邻一颗或数颗天然牙共同引导，以便形成有效的神经反馈调控，防止产生过大的侧向力。修复时应精确设计其引导斜度，使下颌侧方运动的引导斜度与髁突运动轨迹以及咀嚼肌动作模式相匹配。若以种植修复的尖牙和天然侧切牙共同引导，由于侧切牙舌面形态难以形成大范围的有效侧方引导斜面，可能出现侧方运动末侧切牙脱离接触，出现仅由种植修复的尖牙单独引导的情况，对种植义齿造成过大侧向力；如采用这种设计，应精确设计尖牙和侧切牙的引导接触点，保证在整个引导过程中，尖牙和侧切牙同时接触；必要时可对侧切牙的舌面形态做改变。

若以种植修复的尖牙和第一前磨牙共同引导，由于越偏远中的侧方𬌗接触越容易诱导咀嚼肌产生较大的咬合力，这种引导模式施加在引导牙上的侧方咬合力可能大于"尖牙＋侧切牙"的引导模式，加大尖牙侧向力。并且，因为第一前磨牙的引导斜度往往小于尖牙，可能会导致后牙分离不足而出现侧方咬合干扰，增加口颌系统负担。临床若采用这种设计，需仔细检查侧方引导时后牙的接触，必要时进行调磨。

上述两种侧方引导模式各有弊端，实际临床实践中应慎重考量每个病例的具体情况，进行优化折中。

三、调𬌗后的复查

在戴牙后的使用过程中，轻咬合接触不是稳定的。对颌牙的继续萌出和余留天然牙的咬合面磨耗是导致咬合变化的主要原因。3 个月时是咬合复查的关键时间点，并且需要对咬合变化进行长期随访，必要时可再次进行咬合调整。

第四章

多颗前牙修复体的调𬌗

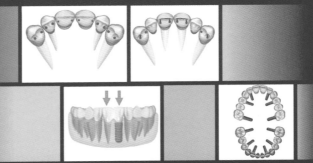

固定桥的调𬌗方法及调𬌗是否合格的判断标准与单冠的调𬌗基本一致，但因固定桥机械力学及表面应力的特殊性使固定桥的调𬌗细节有别于单冠的调𬌗。

固定桥的力学特殊性主要表现为以下几个方面。

（1）表面应变随外力的加大而增大；离受力点越远，应变越小；同一外力作用下，上颌前牙桥的应变大于下颌前牙桥，后牙桥的应变小于前牙桥。

（2）当受力点位于桥体正中时，桥体表现为弯曲变形；当受力点位于双端固定桥的一端时，桥体产生类似悬臂梁的应力反应。

（3）固定桥的拉应力区和压应力区随着受力点的变化而变化。

（4）固定桥结构中，桥体的长度、宽度、高度是影响应变的重要因素，其中，长度是最重要的影响因素。当缺失牙越多或牙弓越尖时，桥体的受力点距离支点线越远，扭力越大。

（5）固定桥接受垂直向力时，基牙牙周组织以压应力为主；接受斜向力或侧向力时，基牙牙周组织同时接受拉应力和压应力，基牙对斜向力、侧向力的承受能力较弱（图 2-4-1）。

基于以上原因，需在固定桥的调𬌗中根据不同的牙弓形态等情况减轻桥体咬合接触，以便保护修复体和基牙。

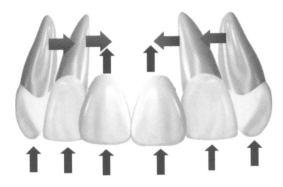

图 2-4-1　桥体受力变形，对基牙造成扭力

（6）因固定桥会造成基牙不可逆磨损，一般患者会选择种植修复缺失牙，因此固定桥做的越来越少，常作为二次修复选择。

一、上前牙固定桥

1. 11、21 缺失

一般 11、21 连续缺失，则用 12、13、22、23 作为基牙。若 12、22 缺失，则用 13、23 作为基牙。此时桥体悬臂梁长，杠杆作用明显，基牙受到的扭力大。调𬌗时，应尽量减小桥体受力（图 2-4-2～图 2-4-5）。

（1）牙尖交错𬌗时，基牙轻接触，桥体不接触。即用 100μm 厚的咬合纸检查时，能够在基牙和桥体显示均匀印迹，而用 40μm 厚的咬合纸检查时，桥体无印迹。

换用 8μm 厚的咬合纸进一步检查，并精细选磨前牙修复体咬合接触点，仅留下尖牙远中咬合印迹，达到牙尖交错殆时前牙轻接触。完成后，嘱患者在牙尖交错位反复轻咬 40μm 厚的咬合纸，将印迹与术前记录比对；若咬合印迹与术前记录不一致，提示患者下颌可能颌位改变，需重新制作修复体或转专科医生会诊。

（2）前伸运动时应该达到基牙均匀接触，共同引导下颌前伸运动，后牙分离。检查时取直立体位，嘱患者咬住 100μm 厚的蓝色咬合纸，从牙尖交错殆开始向前磨动，至上下切牙切端相对；取出蓝色咬合纸，换 40μm 厚的红色咬合纸，嘱患者在牙尖交错殆反复轻咬。检查咬合印迹，调磨到前伸咬合印迹在基牙上均匀分布；而桥体在前伸过程中不参与引导接触，仅在前伸到上下前牙切端相对时，与对颌切牙均匀接触。换用 40μm 厚的蓝色咬合纸，嘱患者咬住，从牙尖交错殆开始向前磨动至上下切牙切端相对；取出蓝色咬合纸，换 40μm 厚的红色咬合纸，嘱患者在牙尖交错殆反复轻咬。再次检查，前伸运动时基牙均匀接触，共同引导下颌前伸运动，桥体仅在前伸到上下切牙切端相对时达到均匀接触。换用 8μm 厚的咬合纸，再次检查前伸运动的引导，同样选磨至前伸时基牙均匀引导运动，桥体仅在上下切牙切端相对时达到均匀接触。

（3）侧方运动应由工作侧尖牙单独引导。检查时，嘱患者在牙尖交错殆咬住 100μm 厚的蓝色咬合纸，分别做左右侧方运动到上下颌尖牙牙尖相对。取出蓝色咬合纸，换 40μm 厚的红色咬合纸，嘱患者在牙尖交错殆反复轻咬。磨除工作侧尖牙引导接触以外的所有侧方咬合印迹，达到由工作侧尖牙引导下颌侧方运动，其余牙脱离咬合接触。

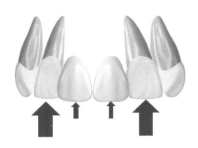

图 2-4-2　13-23 固定桥修复需减小桥体受力

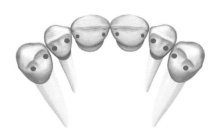

图 2-4-3　用 40 μm 厚的咬合纸检查达到均匀接触，桥体的接触面积小于基牙

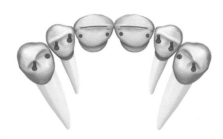

图 2-4-4　用 40 μm 厚的咬合纸检查前伸咬合

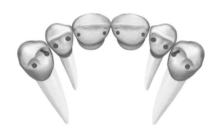

图 2-4-5　用 40 μm 厚的咬合纸检查侧方咬合

2. 11 缺失或 21 缺失，缺隙两侧作为基牙

此时悬臂较小，基牙受到的扭力最小。牙尖交错𬌗时，能够承受一定的功能负荷，调𬌗时可以将桥体咬合接触点调整到与基牙接近。

（1）牙尖交错𬌗基牙均匀轻接触，用 100μm 厚和 40μm 厚的咬合纸检查时，基牙上有均匀的咬合印迹，桥体咬合印迹面积应较基牙小；而用 8μm 厚的咬合纸检查，基牙上有均匀的咬合印迹，桥体无咬合印迹（图 2-4-6）。

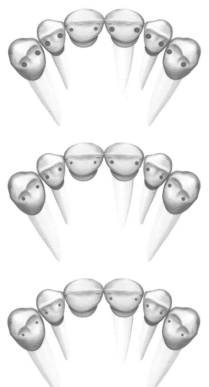

（a）用 100μm 厚的咬合纸检查基牙均匀接触，桥体的接触面积小于基牙

（b）用 40μm 厚的咬合纸检查基牙均匀接触，桥体的接触面积小于基牙

（c）用 8μm 厚的咬合纸检查基牙均匀接触，桥体不接触

图 2-4-6　正中咬合

（2）前伸运动用 40μm 厚的咬合纸检查前伸引导接触时，基牙和桥体应均匀接触，桥体上印迹应略小于基牙，引导下颌运动，当运动到上下前牙切端相对时同样达到均匀接触。再用 8μm 厚的咬合纸检查，基牙应均匀

接触，引导前伸运动，桥体应脱离接触，仅在上下前牙切端相对时，基牙和桥体均匀接触侧方运动时，需要选磨到仅由工作侧尖牙引导下颌运动，其余牙脱离咬合接触（图2-4-7）。

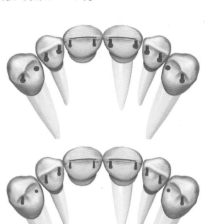

（a）用100μm厚的咬合纸检查前伸咬合

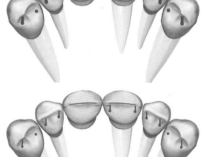

（b）用40μm厚的咬合纸检查前伸咬合

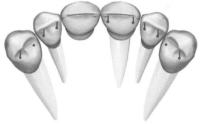

（c）用8μm厚的咬合纸检查前伸咬合

图2-4-7　咬合纸检查前伸咬合

（3）侧方运动时，尖牙修复体引导应与术前天然牙的引导一致（图2-4-8）。

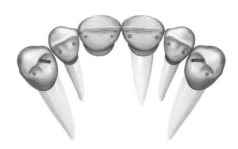

图 2-4-8　咬合纸检查侧方咬合

3. 12、22 缺失，则用 13、23 作为基牙

12、22 缺失，缺隙较小时，临床一般选择尖牙作为基牙，制作马里兰桥并调𬌗至12、22 与对𬌗无咬合（图2-4-9）。

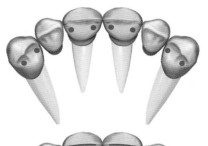

（a）咬合纸检查正中咬合

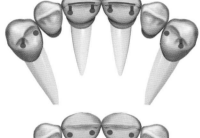

（b）咬合纸检查前伸咬合

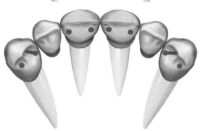

（c）咬合纸检查侧方咬合

图 2-4-9　咬合纸检查咬合

一、种植桥修复的𬌗学原则

种植义齿与骨组织可形成良好的骨结合界面，恢复缺失牙的功能，但种植体与天然牙根在材质、外形结构及生物力学性能等方面均有着本质差异，因此调𬌗有其特殊的𬌗学原则。

（1）种植义齿修复时，修复体的𬌗力由骨结合界面来承担。相同咬合力作用下，种植义齿受力没有明显移动，而天然牙受力时可以下沉，因此种植体较天然牙承受的𬌗力要大于天然牙（图 2-4-10）。

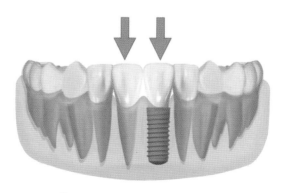

图 2-4-10　种植义齿与天然牙受力

（2）避免非轴向力。因种植体缺乏牙周膜的缓冲，几乎无生理性动度，在相同咬合力的作用下，种植体区域牙槽骨所受到的负荷压力明显大于天然牙。在受到垂直方向的咬合力时，种植体周围的螺纹可将力分散到周围的牙槽骨中，但在受到水平或侧向力时，应将力集中于种植体颈部及边缘牙槽骨上，这种力的长期作用可能会导致种植体周围骨组织的吸收（图2-4-11）。

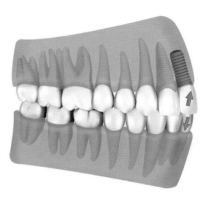

图2-4-11　前牙受力方向

二、种植桥修复的咬合设计

多颗前牙缺失行种植修复时，应设计保护种植体的咬合方式。上颌前部，2颗种植体最多支持4颗牙。在包含1颗侧切牙缺失的区域，只在中切牙或尖牙位点植入1颗种植体，修复体为1个单位冠带一个小悬臂单位。

（1）前牙桥体无论在牙尖交错𬌗还是功能运动时均应脱离咬合接触。生理状态下，牙有一定的动度，均不超过 0.02mm。因种植牙与天然牙的差异，所以前牙桥体要调磨到"轻咬不接触，重咬轻接触"：8μm 的咬合纸能抽出，40μm 厚的咬合纸检查应完全没有咬合印迹，而用 100μm 厚的咬合纸检查时不形成明显咬合印迹（图2-4-12）。

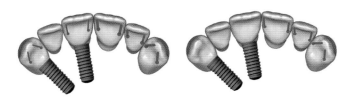

（a）100μm 咬合纸检查　　　　（b）40μm 咬合纸检查

图 2-4-12　前牙种植体支持式固定桥，桥体不接触

（2）前牙区应设计为浅覆𬌗浅覆盖，𬌗力传导沿种植体长轴，有效分散种植体所受到的𬌗力，避免非轴向负荷，必要时可设计为反𬌗关系。

三、种植桥修复的调𬌗步骤

前牙种植桥调𬌗应先调磨牙尖交错𬌗的咬合点，再调磨功能运动时的咬合点。

（1）牙尖交错𬌗时，前牙种植桥体应无接触，后牙均匀接触。用咬合纸检查，用 40μm 厚的咬合纸应无印迹（图 2-4-13）。

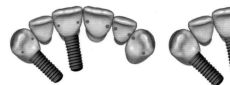
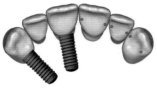

（a）100μm 咬合纸检查 　　　　　（b）40μm 咬合纸检查

图 2-4-13　种植牙尖交错𬌗

（2）功能运动中的咬合调整应在调整好牙尖交错
𬌗时达到前伸与侧方运动时无干扰状态。

①前伸运动：上颌前牙种植桥体应无引导，即40μm
厚的咬合纸无印迹，100μm 的咬合纸引导印迹均匀，但印
迹的面积应小于天然牙。若缺牙位点涉及双侧中切牙和侧
切牙，若是中切牙两颗植体的固定桥，则侧切牙应无引导，
中切牙前伸引导印迹的面积应小于天然牙（图 2-4-14）。

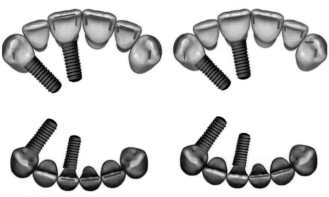

（a）100μm 咬合纸检查 　　　　　（b）40μm 咬合纸检查

图 2-4-14　前牙种植体支持式固定桥，前伸桥体不接触

88

②侧方运动：若缺牙位点涉及尖牙时，侧方运动时不能由工作侧种植尖牙单独引导，而应加入相邻的前磨牙共同引导，形成组牙保护𬌗（图 2-4-15）。

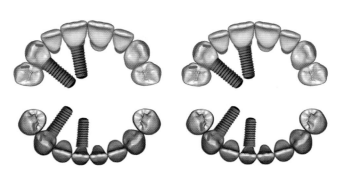

（a）100μm 咬合纸检查　　　（b）40μm 咬合纸检查

图 2-4-15　前牙种植体支持式固定桥，侧方运动桥体参与引导

下颌前牙引导印迹常为点，与牙尖交错𬌗时印迹重合。另外，下颌切牙种植桥仅在前伸运动上下前牙切对切时形成印迹，余应无接触。

第三节　全牙弓种植修复体前牙的调𬌗

全颌固定种植义齿与天然牙的差别在于全颌固定种植义齿没有天然牙与种植体之间动度不一致。因此，正中咬合时，咬合点要尽量集中在种植体上，无需区别重咬和轻咬，调整到均匀接触即可。但前牙区仍需无接触

（40μm 咬合纸形成轻接触，8μm 咬合纸不接触）。

下面以常见的全颌固定种植义齿为例。

（1）正中咬合：种植桥体咬合点应减数且尽量设计在双侧植体连线上（图 2-4-16）。

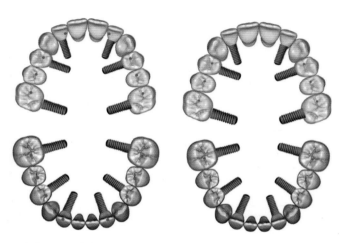

（a）40μm 咬合纸检查　　　　（b）8μm 咬合纸检查

图 2-4-16　全牙弓种植修复正中咬合

（2）前伸及侧方咬合：前伸均匀接触引导，适当扩大前伸引导面积。侧方引导应尽量靠近近中及形成组牙功能殆（图 2-4-17）。

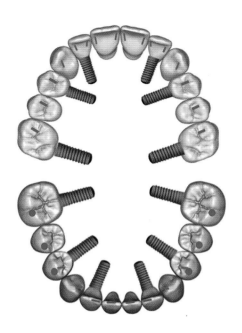

图 2-4-17　全牙弓种植修复侧方调𬌗

第三部分

上𬌗架的临床
实操规范

第一章

𬌗架的作用及分类

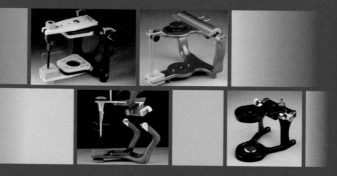

一、为什么要使用拾架

在口腔修复治疗中，绝大部分修复体是需要在技工中心加工制作的间接修复体，需要一个装置能够在技工室中模拟人体咀嚼器官的结构以及相应的口颌运动；在咬合分析治疗中，也需要将患者口内的牙列与骨骼的位置关系转移到口外进行观察测量、方案制定。拾架正是这样一种装置，有相应的部件及关节能够个性化模拟人体口颌结构及运动（图 3-1-1）。

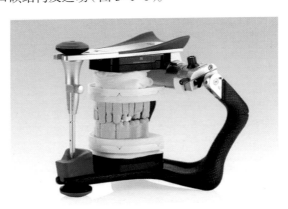

图 3-1-1　拾架

二、𬌗架转移的是什么

下颌通过位于双侧髁突附近的铰链轴相对于上颌进行转动与滑动，上颌是相对静止的。因此，我们需要找到下颌相对于铰链轴的位置关系，转移到𬌗架上，就能模拟出上下颌的相对运动轨迹。由于𬌗架是放置于平面上的装置，因此一般是模拟上颌体的上方结构运动，而模拟下颌体的下方结构相对静止。但运动是绝对的，当我们将下颌作为参照物时，下颌的运动就是上颌通过铰链轴相对于下颌进行运动。所以，我们只需要转移上颌与铰链轴的位置关系到𬌗架上即可。

为了将上颌与铰链轴的位置关系转移到𬌗架上，我们需要找到一个点与铰链轴构成一个平面以对应𬌗架上的上颌体。常用的面部骨性参考点有眶点和前鼻嵴点。

1. 眶耳平面

由双侧外耳道上缘与眶下缘最低点构成，上颌𬌗平面交角约 15°。

2. 鼻翼耳屏面

鼻翼耳屏面即鼻翼中点与耳屏中点构成的平面，一般认为该平面与𬌗平面平行，与眶耳平面呈 15° 交角。

确定了参考平面之后，就可将上下颌的位置关系，记录、转移到𬌗架上。根据𬌗架类型的不同，从而对下颌运动进行不同程度的模拟。

　　1805 年第一个简单殆架由 J. B Gariot 发明，这反映了当时对于下颌运动的认知是一种简单的铰链旋转运动。而殆架的基本构造和相应功能是伴随着人们对下颌运动方式认知的不断深入而逐渐变化发展的。直到今天，已经有数百种殆架被设计出来，对于下颌运动的模拟也从简单的模仿到精确再现。临床工作中最常用的殆架大致可以分为以下几类。

一、不可调殆架

　　不可调殆架又可分为简单殆架和平均值殆架。它们只能重现正中颌位，实现简单的开闭口旋转运动。

1. 简单殆架

　　简单殆架即我们平常所说的"蛤蟆架"（图3-1-2）。它由一个上颌体、一个下颌体及一个铰链轴组成。但是该铰链轴并非对应人体下颌运动的铰链轴，所以其模拟的简单开闭口运动不能真实反映患者口内的运动轨迹。

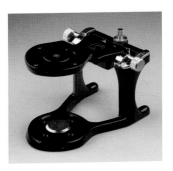

图 3-1-2　简单殆架

2. 平均值𬌗架

平均值𬌗架是设置固定的前伸髁导斜度、侧方髁导斜度以及切导斜度，该固定值为普通正常人的平均值，由此进行下颌运动的模拟（图 3-1-3）。平均值𬌗架相对于简单𬌗架来说，对于下颌运动方式的模拟能够更丰富和多样化，但是由于其没有进行颌位转移，其设定的固定值与患者口内真实情况也不尽相同，所以它也不能做到对下颌运动的准确再现。

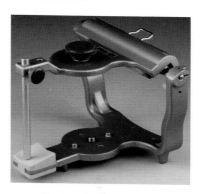

图 3-1-3　平均值𬌗架

二、半可调𬌗架

半可调𬌗架由上颌体、下颌体、侧柱及其上的髁导盘组成（图 3-1-4）。我们可以通过面弓将患者面部铰链轴相对于上颌牙列的位置关系转移至𬌗架上，并且通过前伸𬌗关系记录以及侧方𬌗关系记录将前伸髁道斜度及侧方髁道斜度转移到𬌗架上。因此半可调𬌗架相较于平均值𬒤架，具有可以调节的前伸、侧方髁导斜度以及切导斜度，能够更近似地模拟患者多个方向的口颌运动。

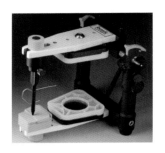

图 3-1-4　半可调𬒤架

三、全可调𬒤架

全可调𬒤架相对于半可调𬒤架最大的差异在于，其可供调整的参数更多，如髁间距、双侧髁导独立调整等，能够实现如迅即侧移等精细下颌运动。个性化设置更丰富，利用运动面弓可实现个性化切导以及曲面髁导等（图 3-1-5）。

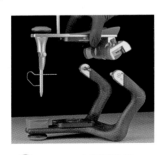

图 3-1-5　全可调𬒤架

四、虚拟𬌗架与传统𬌗架

传统𬌗架是临床上常用的修复体设计制作辅助装置，医生需要对颌位关系进行记录和转移，并通过咬合记录测量下颌运动参数。

随着CAD/CAM技术的不断进步，全流程数字化修复成为口腔领域发展的关键词，临床开始通过虚拟𬌗架替代传统的机械𬌗架，利用计算机的数据及图形处理能力实时重现下颌运动，分析咬合关系。

虚拟𬌗架即计算机数字化𬌗架，是计算机技术与口腔修复学相结合的产物。目前市面上最好的数字化口内扫描在全牙列扫描的精度已经达到了100μm以上，与传统的硅橡胶取模精度不相上下。在计算机辅助设计过程中应用虚拟𬌗架，最大的优点在于通过模拟静态和动态咬合，将传统𬌗架无法肉眼观察到的咬合接触情况可视化，并可从任意角度观察人工牙列的动、静态的咬合接触，从而大大缩短了修复医师在椅旁调𬌗的时间。此外，计算机辅助设计使修复体的制作有了更好的操作性和重复性，也使修复技师与医师之间的沟通更为直接。

第二章

面弓转移上颌牙列与铰链轴的位置关系

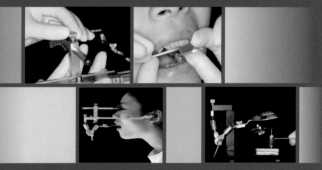

一、铰链轴的确定

面弓的作用即是将上颌与铰链轴之间的位置关系记录并转移到𬌗架上。铰链轴的位置可以通过运动面弓进行测量和描记，但是使用运动面弓来确定铰链轴的方法较为复杂，对操作者有较高的技术要求，同时要求患者能够有效配合，花费时间较长。

研究者通过运动面弓对大量个体进行测量分析后发现，大多数人的铰链轴点位于耳屏重点与外眦连线上，距耳屏后缘13mm处，此处被默认为"经验铰链轴"。于是，在日常临床实际工作中，大家不再使用运动面弓来进行铰链轴位置的精确描定，广泛采用默认的铰链轴位置，使用的是简化设计之后的解剖式面弓，从而简化了操作方式，节省了大量的时间。

二、解剖式面弓的组成

解剖式面弓由弓体、外耳道定位球、鼻托、万向关节及𬌗叉组成（图3-2-1）。

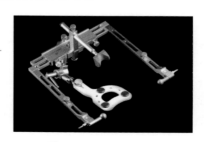

图 3-2-1 解剖式面弓

（1）弓体：面弓的框架，弓体上可有调节装置，可根据患者面部宽度进行适当调节。

（2）外耳道定位球：位于弓体两侧末端，用于支撑、定位面弓。

（3）鼻托：位于弓体中央，有定位螺丝可供调整和固定，用于抵住鼻根部，支撑面弓。

（4）万向关节：连接𬌗叉和弓体、𬌗叉和𬌗架或转移台，可以在任一方向上锁紧以确定三维方向上的位置关系。

（5）𬌗叉：𬌗叉放入口内，利用咬合记录硅橡胶或者特殊红膏记录上颌牙列印记，以便在𬌗架上复位上颌模型的位置。

三、面弓的使用方法

1. 组装面弓

将鼻托、外耳道定位球一次组装到面弓上，适当锁紧定位螺丝（图 3-2-2）。

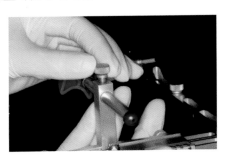

图 3-2-2　组装面弓

2. 𬌗叉准备

一次性𬌗叉上自带红膏，在经过60℃左右的温水软化后使用。金属𬌗叉经过消毒后，在前牙区以及双侧后牙区分别注射适量咬合记录硅橡胶。使用类似上颌托盘就位的手法将𬌗叉旋转放入患者口内，双侧示指放置于双侧前磨牙区域，均匀加压，确保牙列和𬌗叉之间有硅橡胶材料（图3-2-3）。或者将两个面卷分别放入双侧后牙区，嘱患者轻咬住。注意不要用力过大，以免将咬合记录硅橡胶咬穿。等待红膏冷却硬固，或者咬合记录硅橡胶硬化后取出𬌗叉，进行适当修整。

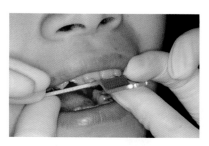

图 3-2-3　就位𬌗叉

3. 放置面弓

调整牙椅让患者处于平躺位置，将面弓框架调节旋钮拧松，使双侧外耳道定位球顺利放入两侧外耳道内，调整面弓宽度，使其外耳道有轻微压迫感而没有痛感为宜。调整好后，拧紧面弓调节旋钮（图3-2-4）。

拧松鼻托固定螺丝，将鼻托抵住患者鼻根部，拧紧固定螺丝。注意检查面弓是否与瞳孔连线平行。

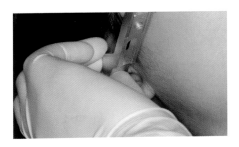

图 3-2-4　放置面弓

4. 连接万向关节

将𬌗叉放入口内，检查能否稳定复位。确认无误后，取出𬌗叉，将其与万向关节相连。再次将𬌗叉于患者口内复位，用双手示指在患者双侧前磨牙区固定住𬌗叉，将万向关节另一端与面弓弓体连接，确认无误后锁紧万向关节（图 3-2-5）。

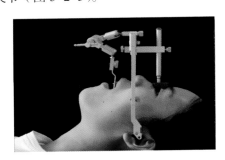

图 3-2-5　连接万向关节

5. 转移万向关节

松开鼻托的定位螺丝，将鼻托退回，并再次拧紧螺丝。拧松面弓框架调节旋钮，将面弓两侧松开，外耳道定位球从患者外耳道取出，从患者面部移除面弓。保持万向关节锁紧状态，将万向关节与面弓解除连接。

6. 转移万向关节至殆架

将万向关节安装至转移台的固位槽中，拧紧固定螺丝（图 3-2-6）。

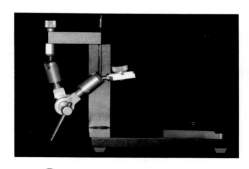

图 3-2-6　连接万向关节与转移台

安装殆叉支撑架（图 3-2-7）。

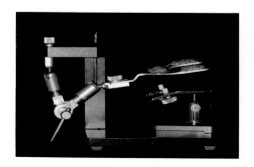

图 3-2-7　安装殆叉支撑架

调整殆叉与支撑架之间的距离（图 3-2-8）。

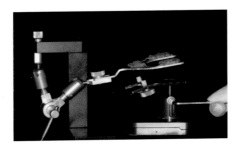

图 3-2-8　调整𬌗叉支撑架的位置

将调拌好的白石膏填充于𬌗叉与支撑架之间（图 3-2-9）。

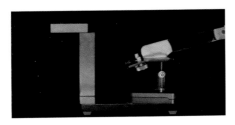

图 3-2-9　用白石膏充填间隙

待石膏完全硬固后，𬌗叉将被固定在𬌗叉架上，此时将万向关节与𬌗叉解除连接（图 3-2-10）。

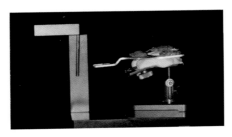

图 3-2-10　分离𬌗叉与万向关节

7. 转移上颌牙列模型至殆架

将上颌牙列模型复位于殆叉上，确认模型没有摆动、晃动及翘动（图3-2-11）。将殆架上颌体合上后，锁定在正中关系（图3-2-12）。此时，确保上颌模型底座与上颌架环之间的距离为5~10mm。若距离过大，则应加高模型底座，以降低石膏膨胀的体积；若距离过小，则应调磨模型底座的高度，让石膏能够达到足够的支撑强度。

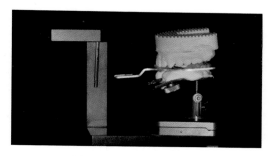

图 3-2-11　上颌模型复位

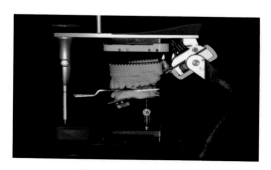

图 3-2-12　上颌体复位

打开上颌体，分别在上颌石膏模型底座以及上颌体架环上放置适量调拌好的零膨胀石膏，合上上颌体，等待石膏凝固（图3-2-13）。

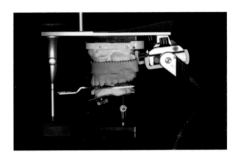

图 3-2-13　固定上颌模型

此时，我们已经将上颌相对于铰链轴的位置转移到了𬌗架上。之后我们还需要将下颌相对于上颌的位置关系记录、转移到𬌗架上，才能完成上下颌位置关系在𬌗架上的重现。

第三章

下颌牙列的
空间位置转移

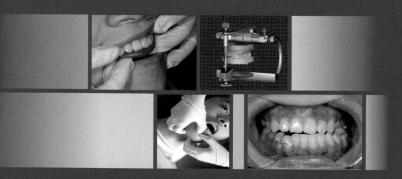

一、牙尖交错位

牙尖交错位（ICP），又称为最大牙尖交错位，是指上下颌牙列牙尖交错达到最广泛、最紧密接触时，下颌所处的位置（图3-3-1）。在正常情况下，牙尖交错位是最稳定、最易重复的位置，是最常涉及的下颌位置。ICP是下颌肌力闭合道的终点，也是下颌大多数功能运动的起点，是下颌行使咀嚼、言语、吞咽等功能活动的主要功能位。

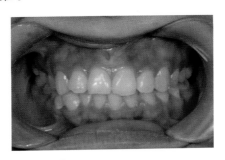

图 3-3-1　牙尖交错位

二、正中关系

正中关系（CR）是在关节盘与髁突复合体结构关系正常的情况下，盘突复合体处在关节窝的最上位，颞下颌关节能够承受载荷而无肌紧张或压痛等不适症状时，下颌处于的位置。正中关系与牙列是否存留以及垂直距离没有关系，是髁突在关节窝的位置决定了下颌所处的位置，是没有殆干扰的下颌位置。正中关系是一个便利的、可重复性的位置，大部分人的牙尖交错位与正中关系并非相同，90%的人群的牙尖交错位在正中关系靠前1~1.5mm。

三、正中关系位的记录

我们需要对下颌进行诱导，并确认其处于正中关系位，通过咬合记录材料进行记录。

1. 肌肉去程序化

（1）后牙咬棉卷法：患者头微微后仰，在双侧磨牙区分别放置一个棉卷，让患者轻轻咬住棉卷以分离上下颌牙列咬合接触，时间为7~10分钟。以此来消除肌肉对原有咬合位置的记忆，达到肌肉去极化的作用（图3-3-2）。

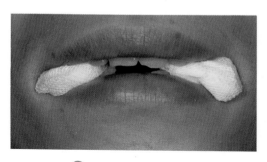

图 3-3-2　棉卷法去极化

（2）前牙咬合阻断法：患者头颈后仰，在前牙区域放置棉卷或者隔距片，使所有后牙脱离咬合。隔距片表面光滑，厚度可调，当髁突就位后允许下颌水平向运动（图3-3-3）。

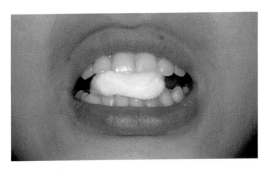

图 3-3-3　前牙咬合阻断

2. 准备𬌗垫

咬合记录的材料要求有一定强度，完成记录后不发生形变。但又要不引起牙齿移动或者软组织移位，并请保证准确度和精确性，能够让模型在其上复位。因此可以使用树脂𬌗垫、厂商提供的塑料咬合片、专业的咬合记录蜡，或者使用硬质基托蜡片制作𬌗托，配合使用咬合记录硅橡胶或者高精度的铝蜡。

在使用蜡片制作𬌗托时，使用双层硬质基托蜡片，用酒精灯或喷灯反复加热蜡片边缘的正反面，使蜡片慢慢软化逐渐变得有光泽。或者也可以使用温水对蜡片进行软化。

将软化的蜡片放置于上颌牙列，轻轻压入牙齿，中间部分不与硬腭接触，跨过牙弓。待蜡片冷却硬固后，取下并根据牙弓形态修整外形以及后部早接触点（图3-3-4）。也可使用光固化树脂片制作殆垫，方法相似。

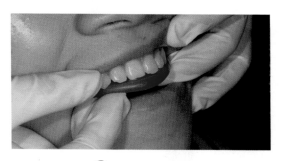

图 3-3-4　蜡殆垫

3. 正中关系位的诱导

临床上可采用双手操作法，患者仰卧，将颏点标记出来，便于后续操作定位（图3-3-5）。

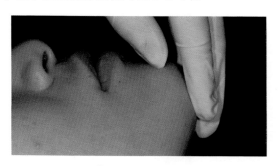

图 3-3-5　仰卧位

可用医生的前臂将患者的头部固定环绕在胸前，抬起颏部。

将双手四指紧紧并拢，指腹排齐轻放于两侧下颌缘处，小指位于下颌角后缘，注意手指位置不要过于靠前，位于下颌骨后半部分（图 3-3-6）。

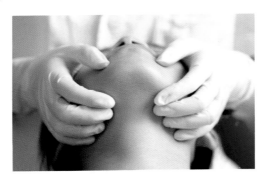

图 3-3-6　四指放于下颌骨下缘

　　双侧大拇指并拢放于颏部，不要施加压力，每只手形成一个 C 字形（图 3-3-7）。

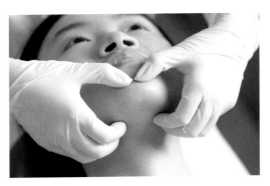

图 3-3-7　双手手型

动作非常轻柔地诱导下颌进行缓慢的小范围开闭口铰链运动：大拇指向下后方、其余四指向上前方引导下颌，开口度宽 1~2mm 即可（图 3-3-8）。在此过程中不应施加压力或者晃动，使肌肉放松，不引发肌肉的牵张反射，并保证牙列在运动中没有接触。

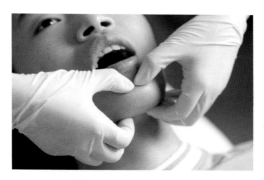

图 3-3-8　诱导正中关系

感觉下颌能够进行自由铰链运动后，通过负荷试验验证下颌是否处于正中关系：大拇指在颏部施加向下的力，同时其余四指在下颌骨后部施加向上的力（图 3-3-9）。注意施加的负荷要从轻微的力量开始，若患者没有不适的反应，可以逐渐加大力度。询问患者在加压时，关节处有无压痛、不适。此时关节承受的是向上、向前的力量，在关节内部结构健康的时候，即使承受一定负荷，关节也不会表现出肌肉紧张、疼痛等症状。

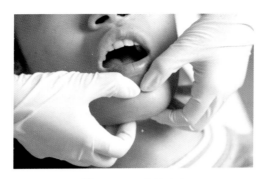

图 3-3-9　负荷试验

4. 咬合记录

在负荷试验确认正中关系后，将咬合记录硅橡胶或者熔化的高精铝蜡放置于𬌗垫上将𬌗垫戴入患者上颌牙列，双手操作法引导患者下颌至正中关系，在咬合记录硅橡胶或铝蜡与下颌牙列接触后，嘱患者在此位置停留，双手可以辅助下颌保持不动。待咬合记录硅橡胶硬固或铝蜡凝固后取出𬌗垫（图 3-3-10）。

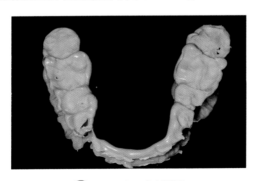

图 3-3-10　咬合记录

四、正中关系位的转移

1. 殆架准备

将殆架前伸髁导斜度、侧方髁导斜度等参数调零，正中锁关闭。估计殆垫厚度，将切导针升高至约数值A=厚度×2，拧紧固位螺丝（图3-3-11）。

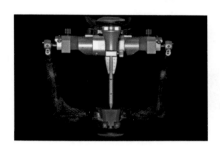

图 3-3-11　殆架准备

2. 转移下颌模型

将殆架反转倒置，将殆垫放置于上颌牙列上，通过咬合记录复位下颌模型，确认位置稳定无晃动（图3-3-12）。

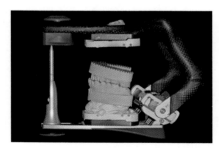

图 3-3-12　复位下颌模型

将下颌模型底座用湿纸巾湿润后，调拌零膨胀石膏放置于下颌模型底座及下颌架环上，关闭𬌗架（图3-3-13，图3-3-14）。

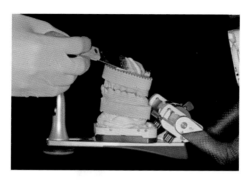

图 3-3-13　放置石膏

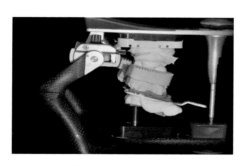

图 3-3-14　关闭𬌗架

等待石膏硬固后，将咬合记录𬌗垫取出，翻转𬌗架至正放。松开切导针固定螺丝，观察此时的数值 B。数值 B 与最开始的数值 A 的差值 C 即是正中关系咬合记录的厚度（图3-3-15）。

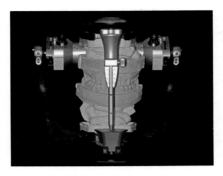

图 3-3-15　切导针读数变化

五、再次转移下颌模型

此时我们得到了咬合记录的准确厚度，我们将依据这一结果重新转移下颌模型。将下颌模型底座的石膏拆掉清理干净，切导针调整至数值 C，锁紧固定螺丝（图 3-3-16）。

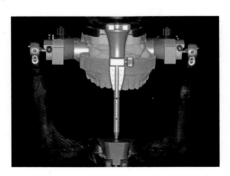

图 3-3-16　重新调整切导针

再次翻转𬌗架，将咬合记录𬌗垫放置于上颌牙列上，把下颌模型复位。用零膨胀石膏填充于下颌模型底座与下颌架环之间。待石膏凝固后，取下咬合记录。将𬤇架正方松开切导针的固定螺丝，切导针度数应归零。此时就完成了正中关系的转移（图 3-3-17，图 3-3-18）。

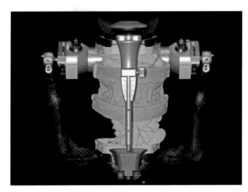

图 3-3-17　切导针归零

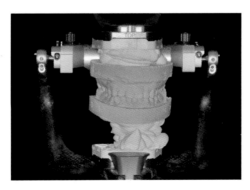

图 3-3-18　正中关系转移完成

在半可调及全可调𬌗架上，我们可以设定下颌的运动参数来更加个性化地模拟患者的下颌运动。要获得这些准确的参数，可以通过运动面弓来精确记录前伸髁道斜度、侧方髁道斜度、切道斜度等，从而再转换到𬌗架上。而在临床工作中，由于技术要求及时间限制，更多选择解剖式面弓，于是较常采用的方法是取下颌前伸及侧方运动的咬合记录进行下颌非正中关系的转移。

1. 前伸髁道斜度的记录

在开始记录前，先训练患者进行下颌前伸运动至前牙切缘相对的位置，并确认患者能够重复稳定复位该位置。

在患者下颌双侧后牙咬合面注射咬合硅橡胶，前伸下颌至切缘相对的位置后保持不动，直到硅橡胶硬固后，取出进行适当修整（图 3-3-19）。

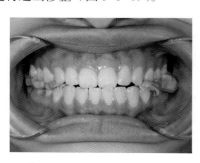

图 3-3-19 前伸髁道斜度记录

2. 前伸髁导斜度的获得

将𬌗架上的切导针、前伸髁导斜度、迅即侧移、髁突前伸后退位置等数值均调零，侧方髁导斜度调至最大。打开正中锁，将上颌体取下，将咬合记录放置于下颌模型上，上颌模型复位于咬合记录上，确认复位正确，稳定无晃动（图 3-3-20）。松开前伸髁导斜度拨片的固定螺丝，轻柔地调整拨片使其与髁球重新接触，再次锁紧定位螺丝，此时即得到了患者个性化的前伸髁导斜度（图 3-3-21）。

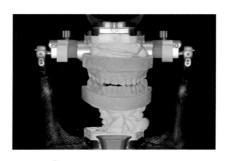

图 3-3-20　放置咬合记录

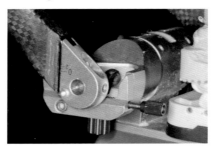

图 3-3-21　调整拨片

3. 侧方髁道斜度的记录

训练患者移动下颌至工作侧尖牙牙尖相对或后牙颊尖相对的位置。在患者下颌双侧后牙咬合面注射咬合记录硅橡胶。移动下颌至工作侧尖牙牙尖相对的位置后保持不动，直到硅橡胶硬固后，取出进行适当修整。之后再以同样的方法取另一侧的侧方运动咬合记录（图 3-3-22，图 3-3-23）。

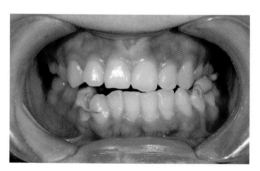

图 3-3-22　左侧方运动咬合记录

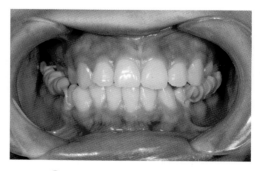

图 3-3-23　右侧方运动咬合记录

4. 侧方髁导斜度的获得

保持𬌗架前伸髁导斜度调好后不变，将切导针、迅即侧移、髁突前伸后退位置数值调零，侧方髁导斜度调至最大。将侧方咬合记录放置于下颌模型上，然后将上颌复位于咬合记录上，确认位置准确无摇晃（图 3-3-24）。松开非工作侧的侧方髁导斜度固定螺丝，轻轻调整拨片使其与髁球重新接触，再次锁紧定位螺丝。然后再以相同方法获得另一侧的侧方髁导斜度（图 3-3-25）。

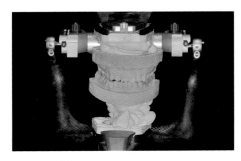

图 3-3-24　放置咬合记录

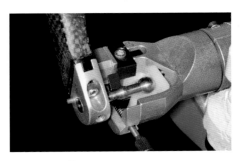

图 3-3-25　调整拨片

一、模型及实体𬌗架的扫描

建单后选择"A 型咬合架双层石膏模型"扫描模式（图 3-3-26），该类型对应吉尔巴赫𬌗架。

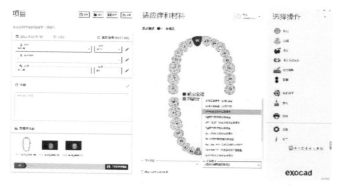

图 3-3-26　建立设计单

保存建单后选择"扫描"，进入扫描界面，选择"𬌗架"模式（图 3-3-27）。根据软件指示完成咬合关系以及上下颌模型的扫描（图 3-3-28），扫描完成后软件基于正中咬合关系自动匹配模型，得到具有静态咬合关系的全颌模型（图 3-3-29）。

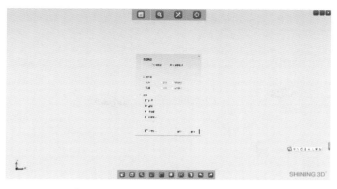

图 3-3-27　通过扫描软件完成模型扫描

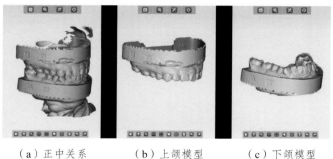

（a）正中关系　　　　　（b）上颌模型　　　　　（c）下颌模型

图 3-3-28　扫描获得正中咬合关系以及上下颌模型

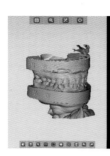
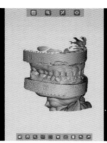
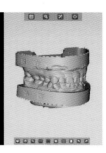

（a）基于咬合关系　　　（b）基于咬合关系　　　（c）匹配得到具有咬
　　匹配下颌模型　　　　　匹配上颌模型　　　　　合关系的全颌模型

图 3-3-29　基于咬合关系匹配上下颌模型

二、下颌运动的模拟

扫描完成后返回设计软件，进入设计界面，自动匹配虚拟𬪩架（图 3-3-30）。根据实体𬪩架输入下颌运动参数，模拟下颌运动（图 3-3-31），完成虚拟𬪩架的转移。

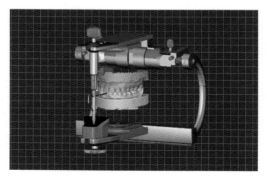

图 3-3-30　模拟虚拟𬪩架

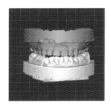
（a）前伸运动

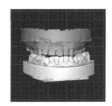
（b）左侧方运动

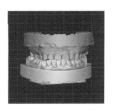
（c）右侧方运动

图 3-3-31　模拟下颌运动

　　基于转移好的虚拟𬌗架，设计修复体时可以通过𬌗面咬合印迹直观地观察到下颌前伸、侧方运动时上下颌的接触点，其中咬合印迹的颜色代表上下颌之间的距离，从而精确设计修复体的𬌗面形态，减少椅旁调𬌗时间（图 3-3-32，图 3-3-33）。

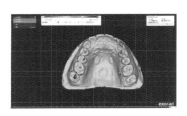

图 3-3-32　静态咬合印迹示意图

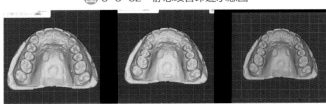

（a）前伸运动　　　　（b）右侧方运动　　　　（c）左侧方运动

图 3-3-33　动态咬合印迹示意图